AF313527

DIVERS ARTICLES

SUR

L'ALIÉNATION MENTALE,

PAR M. LE DOCTEUR ESQUIROL;

EXTRAITS,

DU DICTIONAIRE DES SCIENCES MÉDICALES (TOME VIII).

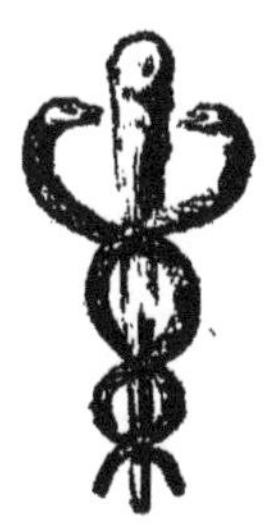

PARIS,

C. L. F. PANCKOUCKE, ÉDITEUR,

RUE ET HÔTEL SERPENTE, N.° 16.

1814.

DIVERS ARTICLES

SUR

L'ALIÉNATION MENTALE,

PAR M. LE DOCTEUR ESQUIROL;

EXTRAITS

DU DICTIONAIRE DES SCIENCES MÉDICALES (TOME VIII).

DÉLIRE.

DÉLIRE, s. m., *delirium*. Les auteurs ont fait dériver le mot délire de *lira*, qui chez les anciens signifiait un sillon tiré en ligne droite ; en sorte qu'ils ont appelé *delirare, a recto aberare*, l'acte par lequel l'homme s'écarte des règles de la raison. Ne pourrait-on pas aussi faire dériver ce mot de λπρος, jeu d'enfant, niaiserie ?

Un homme est en délire lorsque ses sensations ne sont point en rapport avec les objets extérieurs, lorsque ses idées ne sont point en rapport avec ses sensations, lorsque ses jugemens et ses déterminations ne sont point en rapport avec ses idées, lorsque ses idées, ses jugemens, ses déterminations sont indépendantes de sa volonté.

De fausses sensations, sans altération sensible des organes des sensations, par conséquent dépendantes d'une cause interne, présentant à l'esprit des objets qui n'existent réellement pas, produisent nécessairement le délire : tel est l'état de celui qui croit apercevoir des objets qui sont hors de la portée de ses sens, qui se persuade que ses perceptions sont l'image fidèle des objets extérieurs, parce que les sensations qu'il éprouve actuellement sont aussi vives, et lui paraissent aussi justes que celles qu'excitaient en lui ces mêmes objets, lorsqu'il n'était pas malade. En effet, il est des individus qui, pendant le délire, entendent le son des cloches, le bruit du canon, etc. Plusieurs entendent très-distinctement parler, et tiennent une conversation suivie, etc. Il en est qui voient des phantômes, des spectres, des serpens, etc. Une demoiselle voit partout de l'oxide de cuivre; une dame refuse des alimens parce qu'ils sont hérissés d'épingles. Quelques-uns sentent des odeurs, tantôt agréables, tantôt repoussantes; ils croient broyer du poison entre leurs dents, mâcher de la chair crue, tandis que d'autres se nourrissent de nectar et d'ambroisie. Le toucher n'est pas plus sûr chez un très-grand nombre de ceux qui sont en délire. Les *hallucinations* sont la cause la plus fréquente du délire.

Pour raisonner juste, l'attention doit s'arrêter plus ou moins longtemps sur les objets qui frappent nos sens, et sur lesquels nous devons porter notre jugement; mais si une disposition interne et maladive affaiblit cette force d'attention, comme dans la démence, ou bien si cette disposition donne aux idées de celui qui est dans le délire plus de fixité, que n'a de force l'impression qu'il reçoit des objets extérieurs, et qu'elle absorbe ainsi toute la faculté pensante, comme dans la mélancolie, l'attention n'est plus successivement ni suffisamment arrêtée sur ces divers objets; dès-lors point de jugement.

Comment le jugement serait-il en rapport avec les idées, lorsque les idées fournies par *l'imagination* sont tellement nombreuses, qu'elles se présentent en foule, se poussent, se pressent, se précipitent, pour ainsi dire, pêle-mêle, sans qu'il soit possible d'en apercevoir les analogies et les différences, pour écarter celles qui sont surabondantes, séparer celles qui sont dissemblables, et abstraire celles qui ne peuvent entrer dans nos jugemens.

Dans d'autres circonstances la force d'association des idées semble avoir acquis une telle intensité, qu'elle rapproche, enchaîne les idées les plus étranges, pour peu qu'il existe le moindre rapport entre les objets présens, les sensations et les perceptions anciennes. Ainsi, une couleur, une odeur, une consonnance font naître une multitude d'idées plus ou moins disparates. Cette activité d'association donne lieu à des combinaisons bizarres d'idées, à des jugemens et à des déterminations absolument contraires aux habitudes de l'individu, aux usages de la société; elle est même quelquefois la cause d'une irrégularité de langage bien remarquable.

La mémoire est quelquefois si affaiblie, qu'elle ne permet

plus de lier les sensations actuelles avec les perceptions qui en dépendent, ni avec les idées anciennement acquises; elle ne saisit plus les rapports des objets entre eux, ni des idées entre elles; elle ne fournit plus les idées intermédiaires; en sorte que le malade déraisonne, parce qu'il n'a point assez de force pour être raisonnable. *Voyez* DÉMENCE, MÉMOIRE.

Il est des cas dans lesquels la *volonté* seule *paraît* lésée; le malade est poussé malgré lui à des actions désordonnées, quelquefois à des actes de fureur que son jugement désavoue, auxquels il se livre, entraîné par une puissance intérieure, par une violente passion plus forte que sa raison et sa volonté. Quelques mélancoliques en fournissent l'exemple.

Le délire comme les songes ne roule que sur des objets qui se sont présentés à nos sens dans l'état de santé et pendant la veille. Alors on pouvait s'en éloigner ou s'en rapprocher; dans le sommeil et dans le délire, nous ne jouissons point de cette faculté, parce que les objets représentés par l'imagination sont indépendans de nos sensations actuelles, ou se lient mal avec elles. Un officier est dans le délire; il entend du monde dans la cour de sa maison; il monte, s'asseoit sur la croisée en criant: *Chasseurs! à cheval!* Après une pause, il s'écrie de nouveau : *Chargeons!* et il se précipite d'un troisième étage.

Toutes nos idées ne présentant que des objets agréables ou désagréables (d'où naissent nos déterminations), provoquent, lorsqu'elles sont désordonnées, le délire gai ou triste. Entre l'état extatique de celui qui marche l'égal des dieux, et l'accablement de ce mélancolique qui tremble à chaque instant d'être conduit à l'échafaud, où l'attendent la mort et l'infamie, il y a des degrés et des nuances innombrables.

Le délire, surtout dans les vésanies, pervertit toujours nos affections morales; il excite aussi quelquefois de vives commotions de l'ame, qui elles-mêmes produisent les actions les plus violentes. Parmi ceux qui sont dans le délire, les uns frappés de terreur, se livrent au plus affreux désespoir; les autres sont emportés par la colère la plus aveugle; ils deviennent furieux, s'agitent, s'exaspèrent, s'abandonnent à des actes d'atrocité sur leurs semblables ou sur eux-mêmes. Tels sont les frénétiques, les hydrophobes, les suicides, les furieux maniaques ou mélancoliques.

Le délire est turbulent, inquiet, perturbateur, destructeur même, mais exempt de fureur. Dans le *délire fébrile*, la *manie sans fureur*, la *démence*, *l'imbécillité*, le délire semble ne s'exercer que sur les facultés effectives; les organes de la miotilité paraissent seuls en être le siége : ces organes sont dans une excitation continuelle dans la *carphologie*, la

loquacité, le *somnambulisme*, la *manie* ; tandis qu'ils semblent avoir perdu toute leur action dans le délire calme,
paisible, concentré, silencieux, taciturne, extatique, dans
la *léthargie*, le *coma*, la *morosité*, la *mélancolie*, l'*extase*,
le *crétinisme*.

C'est *le moi* à qui se rapportent toutes les sensations, toutes
les idées, toutes les affections de l'homme pendant qu'il jouit de
sa raison. C'est *le moi* qu'on retrouve encore au milieu du plus
violent délire, comme le but essentiel et le dernier terme du désordre de nos idées. Ce n'est point pour l'honneur d'autrui qu'un
individu en délire frémit, c'est pour le sien ; ce n'est point le
supplice d'un voisin qu'il redoute, c'est le sien propre ; ce n'est
pas la fortune de ses proches qu'il regrette, c'est la sienne : c'est
lui qui est dieu, roi, comblé de biens, et jamais ses amis.
Ainsi le désordre le plus complet de l'entendement peut toujours être ramené *au moi*, même dans le suicide ; et cependant
l'homme en délire est trompé par le sens intérieur sur sa
propre existence. L'un se croit mort et refuse tout aliment ;
l'autre n'a que la moitié de son corps ; celui-ci est sans tête,
cet autre a des jambes de verre ; celui-là est transporté, marche, voyage sans changer de place ; cette femme hystérique
s'abandonne à tous les prestiges de son amour imaginaire, etc.
Voyez DÉMONOMANIE, ÉROTOMANIE, HYSTÉRIE, MÉLANCOLIE.

D'autres fois, c'est la santé de l'individu lui-même qui est
la cause et l'objet du délire ; il exagère ses souffrances, ses
maux physiques ; ses inquiétudes à cet égard vont jusqu'au
délire dans la *nostalgie*, l'*hypocondrie*, le *suicide*.

Tantôt le délire se porte sur une idée exclusive, ou sur une
série d'idées dépendantes de cette idée mère, les malades
jouissant d'ailleurs de toute leur raison. *Voyez* MÉLANCOLIE,
MONOMANIE.

Tantôt il embrasse un grand nombre d'objets et d'idées,
comme dans le *délire fébrile*, la *manie*, la *démence*.

Enfin les idées sont toutes confondues, le malade n'a pas
même le sentiment de son existence. *Voyez* CRÉTINISME,
COMA, FRÉNÉSIE, IDIOTISME, MANIE.

Le délire se manifeste avec plusieurs degrés d'intensité ; il
est léger, fugace ; l'impression la plus faible le fait céder. Les
malades, croyant percevoir certains objets, se trompent ; mais
ils reconnaissent promptement leur erreur dès qu'ils en sont
avertis. Tel est le *délire fébrile* que les Grecs appelaient
παρακοπή.

Lorsque les causes du délire exercent une influence plus forte
que l'impression actuellement faite sur les sens, les malades
ne se détrompent pas facilement ; ils se fâchent, s'impatientent
et s'irritent. Le raisonnement ne peut corriger leur erreur ; il

faut un accident, un événement subit pour détourner leur attention ; alors ils sont attentifs à ce qui se passe autour d'eux ; ils raisonnent juste : mais si l'impression s'affaiblit, la dernière attention se relâche, les premières idées reparaissent, et le délire éclate de nouveau. Cet état était désigné par le mot παραφροσυνη.

Il est des cas dans lesquels les idées ont une telle fixité, que nulle impression nouvelle ne saurait détourner l'attention. Les idées se fortifient de tout ce qui environne le malade ; plus on veut les combattre, plus elles acquièrent de ténacité. Le raisonnement du malade lui-même, sa propre conviction, ne peuvent souvent rien pour les dissiper, παρακρουστικον.

De tout ce qui précède, on peut conclure que le délire se présente sous des nuances très-variées, pour lesquelles les Grecs avaient un très-grand nombre d'expressions qui manquent à notre langue. Cependant on peut ramener à cinq chefs principaux toutes les variétés du délire.

1°. Le délire s'exerce sur *le moi*, sur la *personnalité* même de l'individu.

2°. Le délire se borne aux sensations et aux idées.

3°. Les idées fausses entraînent des jugemens qui paraissent faux.

4°. Les idées et les jugemens déterminent des actions plus ou moins irrégulières.

5°. La volonté seule est lésée, ou paraît lésée.

La fureur n'est qu'un accident, un symptôme, c'est *la colère* du délire ; elle ne saurait caractériser une espèce particulière de manie.

Le délire est fébrile ou apyrétique. Comme tous les actes de la vie, il est continu, intermittent ou rémittent ; comme tous les phénomènes maladifs, il est idiopathique, sympathique ou symptomatique.

Il est continu dans la dernière période des fièvres, dans quelques vésanies ; il est intermittent dans les fièvres intermittentes ataxiques, dans l'aliénation mentale ; il est rémittent dans les fièvres et un grand nombre de vésanies.

Il est idiopathique dans l'inflammation aiguë ou chronique des meninges et du cerveau, dans les épanchemens aigus ou chroniques, primitifs ou secondaires, dans les lésions organiques du crâne, de l'encéphale et de ses membranes. Les plaies de tête, la meningite, la céphalite, l'hydrocéphale, l'apoplexie, la manie, la démence, la paralysie, l'idiotisme, le crétinisme offrent des exemples nombreux de délire idiopathique.

Le délire est sympathique d'un grand nombre d'affections dont le siége est très-éloigné du cerveau. L'embarras gastrique, la présence dans l'estomac du vin, des boissons alcoolisées, de plusieurs substances vénéneuses (*stramonium*, *belladona*, *gratiola*, *aconitum*, *cicuta*, *opium*, etc.), celle des vers dans le conduit alimentaire, sont autant de causes de délire; l'accumulation de la bile sur le diaphragme, suivant l'expression d'Hippocrate, l'inflammation de cet organe déterminent la *parafrénésie*.

Les maladies du système hépatique provoquent le *délire*, *la mélancolie*, *le suicide*, ainsi que les altérations vitales ou organiques de l'appareil reproducteur causent *l'hystérie*, *l'érotomanie*, *la nymphomanie*, *les envies des femmes grosses*; le délire n'est pas rare dans la dernière époque de l'accouchement.

La plupart des suppurations internes s'accompagnent de délire dans leurs dernières périodes; j'ai souvent rencontré la phthisie se compliquant de mélancolie, quatre, cinq et six mois avant la mort.

On peut rapprocher du délire sympathique, celui qui survient après des frictions faites sur la peau avec certaines substances. Les frictions pratiquées sur les tempes avec l'huile de stramonium, provoquent le délire; celles que l'on fait sur la peau avec le tanguin excitent la fureur! *Voyez* DÉMONOMANIE, LYCANTHROPIE, SORCIERS, VOYANS). Ensorte qu'on peut dire que tous les organes agissent sympathiquement ou secondairement, pour faire naître le délire.

Les passions exercent une si grande influence sur nos sensations, sur nos idées, nos jugemens et nos déterminations, qu'il n'est pas étonnant si le délire est si souvent l'effet de leur violente exaltation : dans ce cas il est subit, ses effets prompts, sa durée courte; il est souvent aussi l'effet lent des passions chroniques. *Voyez* PASSIONS.

Le délire apyrétique est le signe pathognomonique des vésanies. Il est facile de le confondre avec le délire fébrile dans la première période des vésanies, d'autant plus qu'à cette époque l'aliénation mentale se complique presque toujours de fièvre (*Voyez* MANIE). Il est encore plus facile de le confondre avec la *frénésie*, *le typhus*; mais la cause, la durée du délire apyrétique et la cessation de l'appareil fébrile doivent le faire promptement reconnaître.

Le délire est symptomatique de presque toutes les maladies: il est des individus qui délirent au plus léger mouvement de fièvre; il accompagne quelquefois les fièvres angioténique, gastrique et muqueuse; il est signe important des fièvres adynamiques et ataxiques, des phlegmasies compliquées, des hémorragies. Nous avons déjà dit qu'il signale la dernière période de presque toutes les suppurations internes; il précède

presque toujours les derniers instans de la vie. *Voyez* DÉLIRE
FÉBRILE.

La connaissance des causes du délire appartient à la connaissance de la maladie dont il est le symptôme ou le signe.
Ainsi, le délire d'une fièvre angioténique ne reconnaît pas la
même cause que le délire déterminé par les vers intestinaux.
C'est donc dans l'étude de chacune des maladies dont le délire
est phénomène sympathique ou symptomatique, que l'on doit
rechercher la cause de toutes ses variétés, et puiser les principes du traitement qu'il convient de mettre en usage pour les
combattre.

Quant au siége du délire, il nous sera inconnu aussi longtemps que nous ignorerons le siége de la faculté pensante, et
la manière dont son action se produit au dehors. L'ouverture
des cadavres n'ayant rien appris à cet égard, nous n'avons
aucune donnée positive sur les conditions matérielles ou organiques du délire.

Tous les physiologistes, tous les psycologistes conviennent
que c'est dans le cerveau que s'exercent tous les phénomènes
de la pensée ; mais tous ne sont pas d'accord sur la manière
dont le cerveau agit dans la manifestation des facultés de l'entendement. L'ενορμων du père de la médecine, la nature de
Platon, l'autocratie de Stahl, l'archée de Vanhelmont, le
principe vital, les forces vitales des modernes : que nous ont-
ils enseigné ? Rien. Que penser de l'acrimonie, de la turges-
cence des humeurs, de l'effervescence du sang, de l'accumulation du fluide nerveux, de l'obstruction des vaisseaux, du
transport de la bile, du lait, des vapeurs qui s'élèvent de
l'estomac, du foie, de la rate, de l'utérus ? Attribuerons-nous
à la longueur, à la grosseur, à la tension des fibres du cerveau, la
cause de la manifestation de la pensée ; par conséquent, accu-
serons-nous la lésion de ces trois qualités de causer le délire ? Admettrons-nous la sécheresse, la rigidité des fibres
médullaires, la tension ou le relâchement des nerfs ou des
vaisseaux du cerveau, l'altération des consonnances et de l'harmonie de ses fibres, l'excitement ou le collapsus des divers
départemens de l'encéphale ? Croirons-nous à la prédomi-
nance, à l'irritation, à l'inflammation d'un ou plusieurs petits
cerveaux doués chacun de qualités, de propriétés, de fonctions différentes, et dont la réunion forme la masse cérébrale ?
Abandonnons toutes ces rêveries au délire de quelques hommes
qui prennent les apparences pour la réalité, qui croient avoir
surpris le secret de la nature ; qui, semblables aux mélancoliques, ne sont point distraits de cette idée fixe par la présence des
objets extérieurs, ni par leur propre raisonnement. Nous li-
vrons toutes ces hypothèses, ces théories et ces systèmes, aux

vaines discussions des hommes, pour nous en tenir à l'observation, source de toute vraie connaissance.

DÉLIRE FÉBRILE. Après avoir parlé du délire en général,
après avoir fait connaître ses différentes variétés, nous allons
passer au délire considéré comme signe des maladies. Il en est
très-peu dans lesquelles on ne retrouve ce symptôme si important pour le pronostic.

Il n'est pas nécessaire que les malades tiennent des propos
déraisonnables pour que les praticiens jugent qu'il y a délire.
Tout changement survenu dans la voix, dans les gestes, dans
les discours, dans les procédés, dans les habitudes, dans le caractère, dans les affections, indique une première nuance de
délire.

Si le malade néglige les soins de sa conservation, s'il repousse
les alimens et les remèdes, il y a délire, et cet état est fâcheux.

On remarque quelquefois dans les maladies aiguës qu'il
survient une grande abondance d'idées ; la mémoire rappelle
les choses oubliées depuis longtemps ; une force d'imagination
qui étonne et qui élève l'homme au-dessus de sa propre intelligence, donne à l'agonisant le ton d'un inspiré. Cette exaltation de raison, surtout après le délire, est un signe de mort.

Il est des signes qui précèdent constamment le délire : insomnie opiniâtre, anxiété, céphalalgie, vertiges, grande
sensibilité de l'ouie et de la vue, regard farouche, les yeux
brillans, grincement des dents, tremblement de la langue,
tension de l'épigastre, urine rougeâtre, claire, quelquefois
blanche, vomissement de matières porracées, préoccupa-
tion des choses auxquelles le malade n'est point accoutumé
de penser ; tels sont les signes qui doivent faire craindre le
délire. Les craintes sont d'autant mieux fondées qu'il y a
un plus grand nombre de signes réunis.

La perte subite de la mémoire annonce le délire.

Le délire gai est plus favorable, surtout s'il survient après la
fureur.

Tout délire furieux est de mauvais augure.

Si le délire furieux cesse tout à coup sans crise, et que les
autres signes fâcheux persistent, la mort est imminente.

Si les forces diminuent, et que le délire ne cesse pas, c'est
fâcheux.

Le délire tranquille, sans état soporeux, n'est pas funeste.

Mais si les malades sont calmes, s'ils parlent seuls et à voix
basse, si leur regard est fixe, étonné, inquiet, c'est de mauvais augure.

Il y a tout à redouter si le délire s'accompagne de tremblement et de carphologie, de mussitation.

Le délire taciturne dans lequel les malades s'obstinent à garder le silence, est fâcheux.

Le coma vigil annonce un grand danger ; le coma *somnolentum* est un signe de mort.

Tout délire compliqué de convulsions, de tremblemens, de mouvemens convulsifs de la face, de carphologie, de soubresauts des tendons, de tétanos, etc., est mortel.

Le délire qui survient tout à coup après les signes critiques, qui s'accompagne de céphalalgie, de rougeur de la face, de tintement d'oreilles, de surdité, de battemens des carotides, des hypocondres, annonce une crise favorable par une hémorragie nasale.

Le délire suivi d'évacuations avec soulagement, est un signe de terminaison heureuse.

L'urine chargée avec le *suspensum*, annonce la fin du délire.

La sueur abondante et générale termine le délire.

Si la céphalalgie cesse, et que les douleurs se portent sur les membres et aux aines, le délire va cesser.

Lorsque le sommeil calme le délire, c'est un bon signe.

Lorsqu'après les maladies graves avec délire, les malades ne recouvrent pas le libre exercice des facultés intellectuelles; lorsque les fonctions animales ne se rétablissent pas proportionnellement avec le retour des forces de la vie organique, la manie, surtout la démence sont à craindre.

En étudiant de près les aliénés, on est frappé de leur ressemblance avec les agonisans ; même *facies*, mêmes gestes, mêmes habitudes, mêmes déterminations; les signes funestes signalés dans le délire fébrile, ne sont pas d'un meilleur augure dans le délire des vésanies, c'est ce qui nous a décidés à rapprocher les variétés du délire fébrile, des diverses aliénations mentales : mais nous ferons mieux connaître ce rapport entre les aliénés et les agonisans, en traitant de la mortalité des aliénés.

DÉMENCE.

DÉMENCE, s. f. , *amentia vel dementia* , ἄνοια des Grecs. Les malades qui sont dans cet état sont nommés insensés.

La démence prive l'homme de la faculté de percevoir convenablement les objets, d'en saisir les rapports, de les comparer, d'en conserver le souvenir complet ; d'où résulte l'impossibilité de raisonner juste.

Ceux qui sont en démence déraisonnent, parce que les objets extérieurs font une impression trop faible sur eux, soit parce que les organes des sensations sont affaiblis, soit parce que les organes de transmission ont perdu de leur énergie, soit enfin parce que le cerveau lui-même n'a plus assez de force pour recevoir et retenir l'impression qui lui est transmise : d'où résulte nécessairement que les sensations sont faibles, obscures, incomplettes : parce que ne pouvant se faire une idée juste et vraie des objets, ils ne peuvent les comparer, ils ne peuvent associer ni abstraire les idées ; ils ne sont pas susceptibles d'une attention assez forte : l'organe de la pensée n'a pas assez d'énergie, il est privé de cette force tonique nécessaire à l'intégrité de ses fonctions. Dès lors, les idées les plus disparates doivent se succéder : indépendantes les unes des autres, elles se suivent sans liaison et sans motif ; les propos sont incohérens ; ces malades répètent des mots, des phrases entières, sans y attacher de sens précis ; ils parlent, comme ils raisonnent, sans avoir la conscience de ce qu'ils disent. Il semble qu'ils aient des contes faits dans leur tête, qu'ils répètent, en obéissant à une impulsion involontaire ou automatique, provoquée par des habitudes anciennes, ou excitée par des consonnances fortuites avec les objets qui frappent actuellement leurs sens.

Plusieurs de ceux qui sont en démence ont perdu une grande portion de leur mémoire, même pour les choses qui touchent de plus près à leur existence. Mais c'est surtout la faculté de rappeler les impressions récemment reçues qui est essentiellement altérée ; ils n'ont que la mémoire des vieillards ; ils oublient dans l'instant ce qu'ils viennent de voir, d'entendre, de dire, de faire ; c'est la mémoire des choses présentes qui leur manque, ou plutôt la mémoire ne les trahit-elle point, parce que les sensations étant très faibles, les perceptions le sont aussi, et ne laissent point ou presque point de traces après elles ? Aussi plusieurs ne déraisonnent que parce que les idées intermédiaires ne lient point celles qui précèdent à celles qui suivent ; on voit évidemment les lacunes qu'il faudrait remplir pour donner à leurs idées, à leurs discours, l'ordre, la filiation, la perfection d'un raisonnement suivi et complet.

L'énergie des facultés intellectuelles qui est toujours en rapport avec l'activité de nos passions, étant presque éteinte, les passions sont presque nulles dans la démence. Les insensés n'ont ni désirs, ni aversions, ni haine, ni tendresse ; ils sont dans la plus grande indifférence pour tous les objets de leurs plus chères affections ; ils voient leurs parens et leurs amis sans plaisir, et s'en séparent sans regrets ; ils ne s'inquiètent pas des privations qu'on leur impose, et se réjouissent peu des plaisirs qu'on leur procure ; ce qui se passe autour d'eux ne les affecte point ; les événemens de la vie ne sont presque rien pour eux, parce qu'ils ne peuvent les rattacher à aucun souvenir ni à aucune espérance ; indifférens à tout, rien ne les touche ; ils rient et jouent alors que les autres hommes s'affligent ; ils répandent des larmes et se plaignent alors que tout le monde est satisfait et qu'ils devraient l'être ; si leur position les mécontente, ils ne font rien pour la changer.

Le cerveau, dans l'atonie, ne fournissant plus de sensation aux idées, ni des idées au raisonnement, ni des signes au jugement, les déterminaisons sont vagues, incertaines, variables et sans passions. Ceux qui sont en démence ne se déterminent pas, ils s'abandonnent, ils se laissent conduire, leur obéissance est passive, ils n'ont pas assez d'énergie pour être indociles ; aussi sont-ils souvent le jouet de ceux qui veulent abuser de leur fâcheux état. Cependant ils sont irascibles comme tous les êtres faibles et dont les facultés intellectuelles sont bornées ; mais leur colère n'a que la durée du moment, elle n'a point de ténacité comme celle des maniaques et surtout des mélancoliques ; ils sont trop faibles pour que leur fureur soit de longue durée ; ils ne sauraient soutenir aucun effort. *Voyez* DÉLIRE.

Presque tous ont un *tic* ou *manie* ; les uns sont d'une activité musculaire continuelle, et marchent sans cesse ; les autres ont des mouvemens lents, marchant avec peine ; quelques-uns même passent des jours, des mois, des années, accroupis dans un lit, ou étendus par terre ; celui-ci écrit perpétuellement : ce qu'il écrit est toujours relatif à ses anciennes habitudes, à ses anciennes affections. l'écriture est toujours mauvaise et méconnaissable ; celui-là ne peut tracer une lettre ou rapprocher

celles qui pourraient former le mot le plus court et le plus fa-
milier; ils sont également inhabiles pour tous les arts utiles ou
d'agrément, qu'ils cultivaient avec le plus de succès avant
d'être malades; l'un, d'un babil insoutenable, parle à voix
haute; l'autre, dans une sorte de mussitation continuelle,
profère à voix très-basse quelques sons mal articulés, com-
mençant une phrase sans pouvoir la finir; celui-ci frappe dans
ses mains et la nuit et le jour, tandis que son voisin balance
son corps dans la même direction et avec une monotonie de
mouvemens très-fatigante même pour l'observateur; l'un murmure, se réjouit, pleure et rit tout à la fois; l'autre chante,
siffle, danse, et cela pendant toute la journée. Plusieurs se
vêtissent d'une manière bizarre, s'emparent de tout ce qu'ils
rencontrent pour l'ajuster à leur vêtement, affectent un cos-
tume singulier, toujours bizarre et ridicule.

A ce désordre des facultés de l'entendement, ils joignent
les symptômes suivans : la face est pâle, les yeux sont ternes,
mouillés de larmes, les pupilles dilatées, le regard incertain,
la physionomie immobile et sans expression, souvent les muscles d'un côté sont relâchés et font paraître le visage de tra-
vers; tantôt le corps est maigre et grêle, tantôt il est chargé
d'embonpoint, la face pleine, colorée, le col court; quelquefois nul signe extérieur n'indique l'altération des facultés intellectuelles.

Les fonctions de la vie organique conservent leur intégrité;
le sommeil est ordinairement profond et prolongé, l'appétit
va jusqu'à la voracité, les déjections alvines sont faciles, quelquefois involontaires; dans un très-grand nombre le système
lymphatique prédomine et ces individus prennent beaucoup
d'embonpoint. Il arrive souvent que lorsque la manie ou la
monomanie tendent vers la démence, cette fâcheuse terminaison s'annonce par le rétablissement des fonctions organiques et même par l'obésité.

Lorsque la paralysie complique la démence, tous les symptômes paralytiques se manifestent successivement; d'abord
l'articulation des sons est gênée, bientôt après la locomotion
s'exécute avec difficulté; enfin les déjections sont involontaires, etc. Tous ces épiphénomènes ne doivent pas être con-
fondus avec les symptômes qui caractérisent la démence, pas
plus que les signes du scorbut qui complique souvent cette
maladie, ne peuvent être pris pour elle.

La démence est aiguë ou chronique, simple ou compliquée,
continue, rémittente ou intermittente. *Voyez* plus bas la table des espèces.

La démence diffère essentiellement de la manie, surtout de
la mélancolie. Dans celles-ci les facultés de l'entendement sont

lésées en plus : les maniaques et les mélancoliques déraisonnent par excitation ; leur délire semble dépendre ou d'un état convulsif, ou d'une augmentation d'énergie du système nerveux e. cérébral. Ils sont entraînés par des erreurs de sensations, par de fausses perceptions, par l'abondance ou la fixité des idées. Celui qui est en démence n'imagine pas, ne suppose rien ; il a peu ou presque point d'idées ; il ne se détermine pas, il cède ; le cerveau est dans l'affaissement. Tandis que chez le maniaque et le mélancolique, tout annonce la force, la puissance et l'effort : chez l'homme en démence, au contraire, tout trahit le relâchement, l'impuissance et la faiblesse. *Voyez* MANIE, MÉLANCOLIE.

La démence ne doit pas être confondue avec l'imbécillité ou l'idiotisme. L'imbécille n'a jamais eu les facultés de l'entendement assez énergiques, ni assez développées pour raisonner juste. Celui qui est en démence a perdu une grande partie de ces facultés. Le premier ne vit ni dans le passé ni dans l'avenir ; le second a des souvenirs, des réminiscences qui réveillent quelquefois en lui l'espérance. Les imbécilles se font remarquer par des propos et des actions qui tiennent de l'enfance. Les propos, les manières des insensés conservent le caractère de l'âge fait, et portent l'empreinte de l'état antérieur de l'homme. Les idiots, les crétins n'ont jamais eu de sensation, de mémoire, ni de jugement, à peine offrent-ils quelques traits de l'instinct animal ; leur conformation extérieure indique assez qu'ils ne sont pas organisés pour penser. *Voyez* IDIOTISME, IMBÉCILLITÉ.

Nous concluons de tout ce qui précède, qu'il existe un genre d'aliénation mentale très-distinct, dans lequel le désordre des idées, des affections, des déterminaisons est caractérisé par la faiblesse, l'abolition plus ou moins prononcée de toutes les facultés sensitives, intellectuelles et morales ; c'est la *démence*. Si, comme nous l'espérons, nous avons précisé l'acception du mot *démence*, on ne la confondra plus avec la manie, la mélancolie et l'imbécillité, comme on le fait tous les jours ; le mot *insensé* étant réservé aux individus qui sont en démence, ne désignera plus les maniaques, les imbécilles ni les mélancoliques.

Après avoir exposé les signes de la démence et les caractères qui doivent la faire distinguer des autres aliénations mentales, nous allons indiquer rapidement les causes qui la produisent, le tempérament, l'âge les plus favorables à son développement, les maladies qui la compliquent, celles qui la terminent, enfin les principales altérations que présente l'ouverture des cadavres des insensés.

Nous avons pensé que des tables présenteraient sous un

(15)

même point de vue des données plus précises, et serviraient
de texte à des réflexions plus utiles que tous les raisonnemens.

Ces tables comprennent deux cent trente-cinq individus
atteints de démence. Elles sont divisées en deux colonnes.
L'une est le relevé de la Salpêtrière pendant les années 1811
et 1812, l'autre est le relevé de mon établissement et appartient à la classe riche et élevée de la société.

Nous n'y avons pas joint les tables comparatives de la démence avec les autres espèces d'aliénations mentales, puisqu'on retrouvera ces termes de comparaison aux articles *imbécillité, manie, mélancolie*.

Tempérament. Dans une maladie qui est si souvent la terminaison d'un grand nombre d'autres, qui est, pour ainsi
dire, l'état constitutionnel de l'âge avancé, il n'est pas aisé de
déterminer le tempérament des individus qui en sont atteints.
Cependant on peut assurer que le tempérament lymphatique,
la constitution hémorroïdaire, l'habitude du corps apoplec-
tique prédisposent à la démence; les individus tombés dans
une faiblesse radicale, soit par des excès d'étude, soit par des
écarts de régime, soit par des passions trop longtemps exal-
tées; ceux qui ont un caractère timide, craintif, irrésolu, qui
ont été longtemps comprimés; ceux dont les facultés intellectuelles n'ont jamais pu atteindre un certain degré d'énergie
et d'activité, qui les mit en harmonie parfaite avec leurs pa-
reils; ces individus là, dis-je, présentent les circonstances les
plus favorables au développement de la démence.

TABLE DES AGES (N°. 1).

Ages.	Nombre des individus.		Totaux.
	1re. colonne.	2e. colonne.	
15	2	1	
20	4	5	
25	9	14	
30	14	9	97
35	9	8	
40	13	9	
45	16	12	
50	20	15	
55	16	4	
60	16	1	138
65	10	1	
70	11	1	
80	13	1	
87	1	0	
	154	81	235

Age. En jetant un coup-d'œil rapide sur les âges, on s'assure promptement que la démence est plus fréquente depuis l'âge de quarante ans jusqu'à celui de quatre-vingt , puisque nous n'avons que quatre-vingt-dix-sept individus, c'est-à-dire un peu plus du tiers, jusqu'à l'âge de quarante ans ; tandis qu'il reste cent trente-huit ou près des deux tiers, depuis l'âge de quarante ans et audessus : que l'âge le plus favorable est de 40 à 50 ans.

La comparaison des deux relevés nous présente deux différences bien marquées ; 1°. le nombre des individus en démence est bien plus fort dans la première période de la seconde colonne, parce que le relevé en a été fait dans ma maison où l'on ne reçoit point de démences séniles , tandis qu'à la Salpêtrière on admet indistinctement tout aliéné qui se présente ; 2°. la proportion des démences dans cette même période est beaucoup plus forte dans la seconde colonne relativement à la première, parce que l'abus des plaisirs , les passions exagérées, les écarts du régime détruisent l'homme riche dès la première jeunesse, le disposent à la démence, et le précipitent dans une vieillesse précoce.

TABLE DES CAUSES (N°. 2).

Causes physiques.	Nombre des individus.		Totaux.
	1re. colonne.	2e. colonne.	
Désordres menstruels............	11	4	
Temps critique................	29	6	
Suites de couches	5	3	
Chutes sur la tête	3	0	
Progrès de l'âge...............	46	3	
Fièvre ataxique...............	1	2	
Suppression des hémorroïdes......	0	2	
Manie........................	14	4	195
Mélancolie...................	13	2	
Paralysie....................	3	2	
Apoplexie....................	3	2	
Syphilis , abus du mercure........	6	8	
Écarts de régime	0	6	
Abus du vin	6	0	
Masturbation.................	4	7	
Causes morales.			
Amour contrarié	1	4	
Frayeurs....................	4	3	
Secousses politiques...........	0	8	40
Ambition trompée.............	0	3	
Misère......................	5	0	
Chagrins domestiques..........	8	4	
	162	73	235

Causes. Comme toutes les vésanies, la démence reconnaît un grand nombre de causes ; les unes sont physiques , les autres morales ; ces deux ordres de causes se compliquent quelquefois ; un chagrin violent éclate quelques jours après l'accouchement, les lochies se suppriment ; la démence se déclare. Une frayeur fait disparaître les menstrues, supprime une maladie cutanée, déplace la goutte ; la démence se manifeste. Cette influence morale sur le physique, dont l'effet produit la démence , s'observe plus souvent chez les femmes, et dans les autres espèces d'aliénations mentales. La table des causes présente les considérations suivantes.

Les causes morales sont si peu nombreuses que je n'en ai tenu compte que pour montrer combien leur proportion est faible relativement aux autres vésanies. Nous remarquerons aussi que dans la seconde colonne les causes morales sont plus nombreuses, tant l'influence morale est étendue dans la classe élevée de la société. Les altérations de la menstruation , le temps critique, les suites de couches, la manie , la mélancolie , sont les causes les plus fréquentes de la démence après les progrès de l'âge. L'abus du mercure, les écarts de régime, l'apoplexie , la paralysie , la syphilis , la suppression des hémorroïdes, les coups sur la tête viennent ensuite.

J'ai vu la démence causée par l'habitation dans une maison nouvellement bâtie, par des lotions d'eau froide sur la tête , par la suppression d'un abcès après la petite vérole, par la suppression d'un coryza, par la rétrocession de la goutte , du rhumatisme , par la répercussion des dartres. L'épilepsie , en affaiblissant le système nerveux, produit souvent la démence; aussi dans l'hospice de la Salpêtrière, sur deux cent quatre-vingt-neuf épileptiques , plus de trente sont tombés en démence.

La mélancolie, la manie, soit aiguës soit chroniques , dégénèrent très-souvent en démence : aussi sur deux cent quarante-quatre individus, nous en trouvons trente-trois dont la démence a été précédée de manie ou de mélancolie, la démence devant être considérée comme le dernier degré de chronicité de toutes les aliénations mentales (*Mémoire sur les crises de la manie*). *Voyez* MANIE , MÉLANCOLIE.

La démence est souvent produite par un traitement trop actif, débilitant, par des saignées prodiguées souvent au début de la manie et de la mélancolie. Cette espèce de démence se termine par le retour des forces qui provoque un accès de manie ou de fureur, et qui alors est critique.

A la suite de la manie, des fièvres ataxiques cérébrales, les malades restent dans un délire tranquille, taciturne , triste; leurs idées sont incohérentes , sans force , sans énergie. Cet état est le passage de la manie ou de la fièvre à la convalescence, et ne doit pas être confondu avec la démence proprement dite.

TABLE DES ESPÈCES (N°. 3).

Espèces simples.	Nombre des individus.	
	1re. colonne.	2. colonne.
Démence aiguë.....................	10	11
Démence chronique...................	43	32
Démence sénile	35	2
Démence intermittente	7	2
Espèces compliquées.		
Démence mélancolique...............	34	20
Démence maniaque	21	8
Démence convulsive.................	4	6
Démence épileptique	3o sur 289 épileptiques.	

Espèces simples et complications. La seule inspection de cette table des espèces montre que la démence aiguë est la plus rare ; que la démence continue est plus fréquente que l'intermittente. Lorsque la démence est intermittente, l'accès reparaît au printemps, à l'automne ; mais après un certain nombre d'accès, elle devient continue ; lorsqu'elle alterne avec la manie, celle-ci éclate à certaines époques. L'équinoxe, les solstices, les retours menstruels annoncent les périodes de la manie, et doivent mettre en garde contre ses effets.

La paralysie complique très-souvent la démence. Sur nos deux cent trente-cinq individus en démence, plus de la moitié offre quelques symptômes de paralysie. La complication scorbutique est endémique dans tous les hospices où l'on reçoit des aliénés, et je n'en ai pas tenu compte dans les tables, parce que cette complication s'étend à toutes les espèces. C'est au moins ce que j'ai observé en visitant tous les hospices de France. Cette complication si fréquente chez ceux qui sont en démence, s'observe rarement chez les maniaques, plus souvent chez les mélancoliques. Elle est autant l'effet de la maladie que des circonstances environnantes, qui dans tous les hospices, semblent conjurées pour aggraver le sort des malheureux aliénés. *Voyez* HOSPICE DES ALIÉNÉS.

TABLE DES MALADIES AUXQUELLES SUCCOMBENT CEUX QUI SONT EN DÉMENCE (N°. 4).

	Nombre des individus.	
	1re. colonne.	2e. colonne.
Fièvre adynamique	11	2
Fièvre cérébrale	13	2
Fièvre lente	9	0
Catarrhe suffoquant	0	1
Pleurésie adynamique	1	0
Pleurésie latente	1	0
Pleuro-péripneumonie	1	0
Pneumonie adynamique	1	0
Phthisie pulmonaire	10	0
Péricardite chronique	1	0
Ossification des valvules du cœur	1	0
Entérite latente	2	0
Squirrhe du pylore	1	0
Squirrhe du colon	1	1
Squirrhe du rectum	1	0
Vers intestinaux	1	0
Lésion organique du foie	2	0
Ulcère de l'utérus	2	0
Apoplexie	12	4
	71	10

Mortalité. Maladies auxquelles succombent ceux qui sont en démence. Cette table nous offre une première considération relative à la mortalité. La mortalité est bien plus forte dans cette espèce que dans la mélancolie et la manie surtout, puisqu'il meurt presque la moitié des individus en démence. La seconde considération est relative aux maladies qui terminent la vie de ceux qui sont en démence ; ces maladies sont généralement organiques, jamais inflammatoires, puisque sur quatre-vingt-un morts, dont on a pu caractériser la dernière maladie, dix-neuf ont succombé à des maladies organiques, onze à des maladies chroniques.

Les maladies les plus funestes sont : la fièvre adynamique, la fièvre cérébrale et la fièvre lente, l'apoplexie, la phthisie pulmonaire. Sur le nombre de quatre-vingt-un, vingt-un présentaient des symptômes de scorbut, et même le scorbut au premier degré. La phthisie pulmonaire est plus fréquente dans la complication de la démence avec la mélancolie, que dans les autres espèces simples ou compliquées.

TABLEAU (N°. 5).

Autopsie cadavérique.	Nombre des individus
Crânes minces diploïques.	7
éburnés.	5
injectés.	3
Crânes épais diploïques.	12
éburnés.	10
injectés.	29
Crânes irréguliers relativement aux divers diamètres, et à la capacité des deux moitiés de la boîte osseuse.	29
Méninges épaissies.	11
injectées.	19
Artères basilaires ossifiées.	5
Cerveau dense.	15
Cerveau mou.	29
Cervelet dense.	12
Cervelet mou.	17
Substance grise abondante.	5
Substance grise décolorée.	15
Substance blanche injectée.	19
Adhérence de la membrane qui revêt les ventricules.	54
Lésions organiques du cœur.	5
Lésions organiques du poumon.	13
Lésions organiques du foie.	2
Concrétions biliaires.	8
Lésions chroniques et organiques du conduit alimentaire.	24
Lésions organiques du vagin et de l'utérus.	3

Autopsie cadavérique. Le crâne offre souvent des dimensions irrégulières, mais elles ne sont pas constantes ; souvent le front est aplati, le coronal fuit en arrière, très-fréquemment la ligne médiane est déjetée, en sorte que les fosses de la base du crâne ne sont point égales entre elles, et les deux moitiés du crâne n'ont point la même capacité ; quelquefois le crâne est déprimé latéralement vers les sutures fronto-pariétales. Le crâne est souvent épais, tantôt éburné, tantôt diploïque, très-souvent injecté ; il est plus rarement mince, et alors quelquefois même injecté ; son épaisseur est variable dans différentes régions, et cette diminution de l'épaisseur du crâne appartient à l'épaississement, au développement de la dure-mère, et non à celui des circonvolutions du cerveau.

La dure-mère est souvent adhérente, soit à la voûte, soit à la base du crâne, quelquefois épaisse, fréquemment ses vaisseaux développés, injectés. La face interne de la dure-mère est enduite d'une couche membraniforme, comme si la fibrine du sang épanché s'était étendue en forme de membrane sur la face interne de la dure-mère ; presque toujours entre l'arachnoïde et la pie-mère se trouvent des épanchemens séreux ou albumineux , qui recouvrent et effacent presque les circonvolutions. Les épanchemens séreux à la base du crâne sont ordinaires , ils ont lieu presque toujours dans les ventricules du cerveau; ne sont-ce point des effets de la maladie ou de la mort?

Les adhérences de la membrane qui revêt les ventricules latéraux , sont constantes ; elles sont rares dans les autres ventricules , elles oblitèrent l'appendice connu sous le nom d'*ergot de Morand*. Presque toujours cet appendice est séparé du reste du ventricule par des adhérences considérables qui laissent tantôt une issue, tantôt deux, pour communiquer du ventricule à cette extrémité postérieure. Souvent cette membrane adhère avec la portion qui recouvre le corps strié. Ses adhérences plus ou moins étendues font perdre aux ventricules plus ou moins de leur capacité. Ces adhérences que nous avons signalées les premiers, s'observent dans un grand nombre de sujets qui ne sont point aliénés ; elles confirment l'identité de cette membrane avec la séreuse des autres cavités splanchniques. Elles peuvent expliquer les céphalalgies chroniques , comme les adhérences de la plèvre expliquent plusieurs douleurs thoraciques , faussement appelées *rhumatismales*.

Les plexus choroïdes tantôt injectés, tantôt décolorés, offrent presque toujours des kystes séreux de nombre et de volume très-variables. Une fois ces kystes contenaient une substance sébacée , et une autre fois une substance osseuse.

La glande pinéale , chez les insensés comme chez les autres aliénés et les individus atteints de toute autre maladie , offre presque toujours quelques points d'ossification (Scarpa). Une fois , elle n'était pas plus grosse que la tête d'une épingle, une autre fois elle m'a paru manquer entièrement.

A ces lésions générales, qui n'apreunent rien relativement à la cause et au siége de la démence , j'ajoute quelques altérations particulières, quoiqu'elles ne prouvent pas davantage, puisqu'elles se sont rencontrées chez des individus affectés ou de paralysie, ou de convulsions, et que loin d'être constantes, elles sont très-rares.

Une tumeur grosse comme une noisette , développée dans le tissu cellulaire, audessous de l'adossement des nerfs optiques, et comprimant ces nerfs chez une femme en démence et presque aveugle.

Une tumeur fibreuse de dix lignes de diamètre, adhérente à la dure-mère, occupant la dépression longitudinale du corps du sphénoïde, déplaçant le prolongement rachidien qui, aplati, se contournait autour de la base de la tumeur, pour gagner le grand trou occipital chez une femme en démence et paralytique.

Sur le bord libre et gauche du lobe moyen du cerveau, dans le tissu de l'arachnoïde, un kyste séreux de dix lignes de diamètre, enchâssé dans les circonvolutions subjacentes et déprimées du cerveau chez un paralytique en démence et en convulsion.

Quatre fois des points osseux formés sur la face externe de l'arachnoïde, tantôt sur la portion qui revêt le lobe antérieur du cerveau, tantôt sur la duplicature falciforme de la dure-mère.

Deux fois la dépression des circonvolutions du sommet du cerveau dans plus d'un pouce d'étendue, causée par l'épaississement de la dure-mère.

Une fois la substance grise du lobe antérieur droit du cerveau réduite en putrilage dans l'étendue de plus d'un pouce.

Un kyste plein de sang, de quatre lignes de diamètre, dans l'épaisseur de la protubérance annulaire.

Un kyste de forme longitudinale de huit à dix lignes, contenant un fluide brunâtre développé dans l'épaisseur du corps strié, qui lui-même, dans un autre sujet, paraissait ulcéré dans l'étendue de trois à quatre lignes.

La substance blanche qui forme les parois des ventricules, parsemée de taches lenticulaires de couleur jaune, et déprimant cette substance elle-même.

Deux fois la substance blanche qui forme les parois des ventricules latéraux, réduite en une sorte de bouillie.

Les lésions organiques du thorax assez fréquentes, à cause de la phthisie, n'ont été mises en note que pour ne laisser rien échapper.

Les lésions du conduit alimentaire sont nombreuses, mais rarement primitives ; elles sont presque toujours symptomatiques de la phthisie pulmonaire, du scorbut ; elles ne sauraient indiquer le siége de la démence, ni l'intensité du délire comme on l'a faussement avancé de nos jours.

Les altérations de l'utérus sont très-rares.

Nous devons conclure de ces recherches : 1°. que les altérations qu'on observe chez les insensés, dans le cerveau et ses dépendances, se retrouvent aussi sur des sujets qui n'ont donné aucun signe de délire ; 2°. que les altérations organiques de l'encéphale appartiennent à la paralysie ou aux convulsions plutôt qu'à la démence. Ainsi les ouvertures de corps qui ont si souvent éclairé la médecine sur le siége des maladies, n'offrent dans celle-ci aucun résultat satisfaisant pour la connaissance du siége et des causes du délire des insensés.

Si l'on demande quel est le siége de la démence, je répondrai qu'il m'est aussi inconnu que celui du délire en général

(*Voyez* DÉLIRE.) Tout indique dans cette maladie l'affaissement, le collapsus, de l'encéphale, mais rien ne nous fait connaître si cet état est causé par l'engorgement du système vasculaire cérébral, ou par la diminution même des forces vitales de l'organe de la pensée. L'ouverture des corps ne nous apprend rien à cet égard, toutes les altérations organiques du cerveau ou de ses dépendances, appartenant moins au délire qu'à ses complications ; je possède un grand nombre d'observations d'anatomie pathologique, qui, comparées avec l'histoire de la maladie, prouvent que la démence préexistait à toute lésion organique de l'encéphale, que lorsque la lésion organique a eu lieu, elle s'est manifestée par des convulsions ou la paralysie, qui sont venues compliquer la démence.

D'après ce que nous venons d'exposer, relativement aux symptômes, aux causes et aux complications de la démence, on doit admettre trois espèces, qui diffèrent autant par leurs causes, leurs terminaisons, que par leurs traitemens.

Première espèce. DÉMENCE AIGUE. Cette espèce vient à la suite d'écarts passagers de régime, d'une fièvre, d'une hémorragie, d'une métastase, de la suppression d'une évacuation habituelle, du traitement débilitant de la manie.

On la guérit facilement à l'aide du régime, des toniques : les frictions, l'exercice du cheval, les bains de rivière, le quinquina, le musc, la valériane, sont généralement utiles.

On la guérit en rétablissant l'évacuation supprimée, en rappelant à son premier siége l'affection primitive déplacée. Quelquefois elle se termine heureusement par une explosion de manie aiguë, qui alors devient critique.

Deuxième espèce. DÉMENCE CHRONIQUE. Elle est causée par l'onanisme, l'hypocondrie, la mélancolie, la manie, l'épilepsie, les excès d'étude, l'abus des plaisirs, la paralysie, l'apoplexie ; cette espèce se guérit très-rarement. On a conseillé les vésicatoires, le séton, le moxa, le feu, les frictions avec le tartrate antimonié de potasse, avec les cantharides, l'électricité, les toniques les plus énergiques, les drastiques les plus violens. Tous ces moyens n'ont malheureusement déterminé que des succès très-rares et souvent éphémères.

Troisième espèce. DÉMENCE SÉNILE. Cette espèce est la suite des progrès de l'âge. L'homme insensiblement poussé par la vieillesse, perd quelquefois le libre exercice des facultés de l'entendement, avant d'être arrivé au dernier degré de décrépitude. On pourrait croire que la manie peut être confondue avec la démence lorsqu'elle éclate dans un âge très-avancé ; ce serait une erreur que nous nous sommes efforcés de prévenir dans cet article, en précisant les caractères de la démence. Il y a des manies, même avec fureur, qui éclatent après l'âge de quatre-vingts ans , et que l'on guérit quelquefois , tandis que la démence sénile est évidemment incurable.

L'air de la campagne , l'exercice modéré , un régime tonique peuvent enrayer la marche de la démence sénile , et suspendre en quelque sorte sa terminaison.

Espèces compliquées. La démence compliquée doit servir d'annonce aux trois espèces précédentes. Elle se complique avec la mélancolie, la manie, l'épilepsie, les convulsions, le scorbut et surtout la paralysie.

Cette espèce est incurable. Hippocrate a indiqué , comme signe mortel dans les maladies aiguës, la complication du délire avec toute espèce de convulsions. Ce que le père de la médecine a dit pour les maladies aiguës est applicable à la démence , puisque la complication de la démence avec les convulsions , l'épilepsie et la paralysie résiste à tous les moyens curatifs , et ne laisse pas l'espoir d'une longue existence.

DÉMENCE (médecine légale). *Voyez* ALIÉNÉ.

DÉMONOMANIE.

DÉMONOMANIE, s.f. *dæmonomania*. Le mot démon, chez les anciens, ne se prenait point en mauvaise part ; il signifie esprit, génie, intelligence ; *δαιμόνιον*, vient de *δαίμων*, *sapiens*, *sciens*. Platon donne ce nom au génie à qui le premier être a confié le gouvernement du monde. Les Juifs, après les Chaldéens, attribuaient presque toutes les maladies aux génies, aux démons. Saül est agité du malin esprit ; Job est le jouet du démon ; la dysenterie qui tue Joram, reconnaît la même cause ; Nabuchodonosor devient lycanthrope par l'ordre de Dieu. Faut-il s'étonner si l'on a appelé *sacrées* l'hystérie, l'épilepsie, la mélancolie ? Les Grecs accusèrent aussi les esprits de la plupart de leurs maladies ; Hérodote dit que Cléomènes n'est point devenu furieux par la présence des démons, mais parce qu'il s'est enivré avec les Scythes. Aristophane appelle le dernier degré de la fureur non pas *μανία*, mais *κακοδαιμονία*. En conservant cette première acception, nous eussions donné le nom de *démonomanie* à la mélancolie religieuse. La première espèce de ce genre eût signalé les aliénés qui croyent être Dieu ; qui s'imaginent avoir des entretiens, des communications intimes avec le Saint-Esprit, les anges, les saints ; qui prétendent être inspirés, avoir reçu une mission du ciel pour convertir les hommes : cette espèce eût pris le nom de *théomanie* ; la seconde espèce eût été appelée *caco-démonomanie*, et eût compris tous ces infortunés qui, l'esprit frappé, se croyent possédés du diable et en son pouvoir ; qui sont convaincus d'avoir assisté aux assemblées chimériques des malins esprits, ou qui craignent d'être damnés et dévoués aux feux de l'enfer. *Voyez* THÉOMANIE.

Cette classification présenterait sous un même genre tous les délires relatifs aux idées métaphysiques, aux êtres intellectuels, à tout ce qui appartient à la croyance et au culte religieux. Elle mettrait en opposition toutes les variétés de la mélancolie religieuse ; le délire religieux gai, audacieux, avec orgueil et exaltation, serait pour ainsi dire en regard avec le délire triste, craintif, accompagné de découragement et d'effroi. Mais le mot *démonomanie* est consacré, l'on m'eût accusé de néologisme si je l'avais ramené à son acception étymologique.

L'homme par son organisation, passant alternativement du bien être à la douleur, de la peine au plaisir, de la crainte à l'espérance, fut naturellement conduit à l'idée du bien et du mal ; il admit bientôt un être bon et un génie malfaisant qui présidaient à sa bonne ou à sa mauvaise fortune ; sur cette base s'édifièrent toutes les institutions humaines ; il n'y eut plus qu'un pas à faire, et le système théologique fut trouvé. La religion tantôt fut aimable et consolante, tantôt elle prit un ton sévère et menaçant. Mais la douleur ayant envahi presque toute l'existence de l'homme, la peine étant plus abondamment répandue sur la terre, les idées tristes prédominèrent ; de la tristesse à la crainte, à l'effroi, il n'y a que des nuances ; ces sentimens inspirent, dès le premier âge, une sorte de mélancolie religieuse, dépendante des plus lugubres terreurs nées avec le monde. La mélancolie religieuse fut donc de toutes les aliénations mentales, la plus générale et la plus répandue : les livres sacrés de toutes les nations nous en offrent des exemples mémorables.

Lorsque l'homme, abandonnant le culte du vrai Dieu, tomba dans l'idolâtrie, les premiers Dieux qu'il adora furent les astres (*Newton, chronol.*) : c'étaient les objets qui frappaient le plus vivement ses sens, et qui exerçaient sur lui l'influence la plus active et la plus continue. La mélancolie religieuse fut regardée comme dépendante du cours des astres, sa périodicité fortifia cette croyance. Les aliénés furent appelés *maniaques*, du mot μηνη, *luna*, *lune*, dont les Grecs firent *maniaques*, frappés de la lune, et les Latins *lunatiques* ; dénomination conservée en Angleterre, *lunatics*, et en France, dans le langage vulgaire.

Lorsque la doctrine des esprits vint compliquer les idées théologiques, les maladies nerveuses, particulièrement l'aliénation mentale, étant des maladies sacrées, furent attribuées aux esprits, aux génies. Parmi les aliénés, les uns étaient gais, audacieux, téméraires, se disant inspirés ; on les crut heureux et les amis des Dieux ; ils se présentèrent ou furent présentés aux peuples comme des envoyés du ciel : ils rendirent des oracles pour leur compte ou pour celui des prêtres ; les autres, au contraire, tristes, timides, pusillanimes, craintifs, poursuivis de terreurs imaginaires, se dirent damnés ; ils furent traités comme des objets du courroux céleste, on les crut dévoués aux puissances infernales. Méléagre, Œdipe, Oreste, et tant d'autres grands coupables, furent poursuivis par les furies : c'étaient de vrais mélancoliques.

L'inquiétude, la crainte, l'effroi exagèrent, dénaturent tout; il fallait se délivrer d'un mal extraordinaire, et déterminer les vengeances célestes; on voulait lire dans l'avenir ce qu'on devait craindre ou espérer; on évoqua les ames des morts après avoir consulté les astres et les oracles. Les Orphiques donnent naissance à la science des évocations, du sortilège et de tant d'autres pratiques mystérieuses; la magie, la sorcellerie entrent dans le culte religieux : les souverains, les législateurs, les philosophes se font initier aux mystères; les uns pour étendre la sphère de leurs connaissances, les autres par des motifs aussi honteux que criminels. L'astrologie, la magie, la sorcellerie, tous enfans de la peur, enchaînent tellement l'imagination de l'homme, qu'il ne faut pas s'étonner, dit Pline, si leur influence dure si longtemps, et s'étend à tous les âges, à tous les lieux, à tous les peuples.

Le christianisme ramenant les idées religieuses à l'unité de Dieu, faisant taire les oracles, en éclairant les hommes, consacra l'opinion de Platon, de Socrate, sur l'existence des esprits; il opéra une grande révolution dans le monde, et occupa toutes les têtes. On exagéra les puissances des esprits sur les corps; la crainte de céder aux instigations du diable, inspira l'effroi; on se crut, dès cette vie, au pouvoir des démons; les démonomaniaques se multiplièrent, c'est ce que prouve l'institution des exorcismes dans la primitive église; on eut recours aux cérémonies, aux prières pour délivrer les possédés, on ne les brûla pas. On établit dans plusieurs villes des fêtes solennelles pour la guérison des possédés; on réunissait dans une église tous les aliénés d'une contrée; il en arrivait souvent des pays les plus éloignés; le concours du peuple accouru de toute part, la présence de l'évêque, la pompe, l'appareil de la solennité, la confiance qui s'emparait des malades, tout ce qui pouvait commander à leur imagination concouraient à la guérison de quelques-uns de ces infortunés. On criait au miracle, et cette persuasion préparait de nouvelles guérisons pour les années suivantes. Ces solennités qui, dans quelques villes de France, se célébraient encore vers le milieu du dernier siècle, ne doivent pas être confondues avec ce qu'on a appelé la *fête des fous*, saturnale bizarre qui avait lieu dans quelques chapitres vers les quatorzième et quinzième siècles.

Lorsque le fougueux Luther, sous prétexte d'atteindre des abus, s'efforça de réformer l'église, pour venger sa querelle, les discussions religieuses devinrent le sujet de tous les entretiens, de toutes les prédications, et même de tous les rapports politiques; les divers partis se menacèrent réciproquement de la damnation éternelle. Le fanatisme se réveilla, la mélancolie religieuse ajouta à tous les maux qu'avaient provoqués les novateurs : Calvin les accrut encore. On ne vit partout que des excommuniés, des damnés et des sorciers ; on s'effraya, on créa des tribunaux, le diable fut assigné à comparoir, les possédés furent traînés en jugement, on dressa des échafauds, on alluma des bûchers ; les démonomaniaques, sous le nom de sorciers et de possédés, doublement victimes des erreurs régnantes, furent brûlés, après avoir été mis à la *question*, pour renoncer au prétendu *pacte* qu'ils avaient fait avec le diable.

Dans ces temps malheureux, on avait tellement la manie de tout attribuer au diable, que Pierre de l'Ancre ne pouvait comprendre comment un rocher situé près d'un village d'Asie, appelé *Arpasa*, dont parle Pline, qui semblable au rocher du Cydobre, dans l'Albigeois, se meut quand on le touche du bout du doigt, tandis que les plus grands efforts ne peuvent l'ébranler : Pierre de l'Ancre, dis-je, attribue ce phénomène à la puissance du démon. Je possède un *Collegium casuale* imprimé en 1500, dans lequel les maladies graves sont prises pour des œuvres diaboliques.

Si c'était ici le lieu, je prouverais que l'on s'est servi des aliénés pour rendre des oracles ; que les prêtres savaient leur inspirer un saint délire : je démontrerai plus tard que la possession du démon est une vraie monomanie. Les démons sont devenus muets, dès que le christianisme eut éclairé le monde (Fontenelle, *Histoire des oracles*) ; ils ont cessé de lutiner les hommes depuis qu'on les craint moins. Depuis qu'on ne fait plus brûler les sorciers et les magiciens, l'imagination en repos, n'enfante plus ni sorciers, ni magiciens.

Dans les temps modernes, la puissance religieuse perdant de son influence sur les idées et la conduite des hommes, les gouvernemens eurent recours à d'autres moyens, pour s'assurer de la docilité du peuple, et pour surveiller son obéissance. Ils ne s'en rapportèrent qu'à eux seuls, et la police devint une sauve-garde pour la tranquillité publique. Elle est une grande puissance dont les moyens, souvent cachés, enlacent les perturbateurs et les coupables. Plus son action est secrette, plus elle agit fortement sur les esprits faibles et craintifs. Beaucoup d'individus ont peur de la police, comme autrefois on avait peur des astres et des démons. Si l'on ajoute à cette influence, celle que la police acquiert dans des temps de troubles, dans les dissentions civiles, on ne s'étonnera plus, si dans les hospices des aliénés, les démonomaniaques sont remplacés par des malades qui ont peur de la police, de la prison, du supplice. C'est toujours la pusillanimité, l'inquiétude, la crainte qui agissent sur ces infortunés, comme elles étaient la cause des maladies des possédés. Tel individu est aux Petites-Maisons, parce qu'il craint la police, qui eût été brûlé autrefois, parce qu'il aurait eu peur du diable.

Les médecins et quelques hommes supérieurs ont, dans tous les temps, combattu les préjugés qui faisaient méconnaître les vraies causes des maladies nerveuses et de l'aliénation mentale. Hippocrate, ou ses disciples, dans le livre *de la Maladie sacrée*, assure qu'il ne peut y avoir de maladies causées par les Dieux. Arretée s'exprime de même, *De causis morb. diut.*, lib. 1. Le rapport de Marcicot, Riolan et Duret, sur la possession de Marthe Brossier, est un modèle de raison et de savoir ; ils réduisent leur opinion à ces termes mémorables : *nihil à dæmone, multa ficta, à morbo pauca.* Cardan, Corneille Looz, Joseph Duchène, Bekker, Pigray, Bayle, Naudé, Mead, défendirent ces infortunés contre les préjugés et contre les Del-Rio, les Bodin, les Pierre de l'Ancre et les inquisiteurs. Malebranche, dont l'opinion ne saurait être suspecte, se prononce avec une noble franchise dans les *Recherches de la vérité*. Les parlemens, sous la présidence des Seguier, annulèrent plusieurs arrêts qui condamnaient au feu des sorciers et des possédés. Tout le monde a lu le beau passage de d'Aguesseau, où ce célèbre magistrat dit au parlement que pour faire cesser la sorcellerie, il suffit de ne plus parler des sorciers, de ne plus accorder d'importance à cette sorte d'affaire, et de renvoyer, sans éclat, aux médecins, ces infortunés plus à plaindre que coupables. Les sorciers et les possédés, en effet, étaient souvent victimes des imposteurs qui trafiquaient de l'ignorance et de la superstition de leurs semblables. C'étaient des imbécilles, des mélancoliques, des hystériques qui croyaient être possédés, parce qu'on les avait menacés ; les juges étaient assez ignorans pour livrer aux flammes ces malheureux ; il y avait une jurisprudence contre la sorcellerie et la magie, comme il y avait des lois contre le vol et le meurtre. Les peuples voyant l'église et le prince croire à la réalité de ces extravagances, restaient invinciblement persuadés. Plus on poursuivait les sorciers et les possédés, plus on mettait d'appareil à leur supplice, plus on augmentait le nombre de ces malades, en exaltant l'imagination, en s'occupant de craintes chimériques. Une meilleure éducation, les progrès des lumières, ont peu à peu détruit ces funestes erreurs, et ont eu plus de succès que les bûchers, le code et le Digeste.

Si cette maladie est rare, il n'est pas moins important de la signaler et d'en déterminer les caractères ; s'il n'existe plus de possédés, il y a encore quelques monomaniaques qui croyent être au pouvoir du démon. J'ai recueilli quelques faits de démonomanie, je les ai comparés avec ce qu'ont écrit les démonographes : ce rapprochement m'a prouvé que les symptômes que j'ai observés sont les mêmes que les signes de possession indiqués par les auteurs, ou consignés dans les procès faits aux sorciers et aux possédés. Or, ces symptômes, ces signes appartiennent tous à la monomanie ; j'en ai conclu que les possédés étaient de vrais monomaniaques ou mélancoliques.

Après avoir donné quelques histoires de démonomanie, nous passerons à l'analyse et à la comparaison des symptômes de cette maladie avec les autres mélancolies.

Première observation. A. D., âgée de quarante-six ans, était fille de service : taille moyenne, cheveux châtains, les yeux bruns, petits, peau brune, embonpoint médiocre, douée d'une grande sensibilité ; elle a beaucoup d'amour-propre, et est élevée dans les principes religieux.

Quatorze ans : Première menstruation, depuis menstrues peu abondantes et irrégulières.

Trente ans : Elle est amoureuse d'un jeune homme qu'on lui refuse ; elle devient triste, mélancolique, se croit abandonnée de tout le monde ; les menstrues cessent pour ne plus reparaître ; elle se jette dans une extrême dévotion, fait vœu de chasteté, et se voue à Jésus-Christ. Quelque temps après elle manque à sa promesse, les remords s'emparent d'elle, elle est damnée, livrée au diable, elle souffre tous les feux de l'enfer. Six ans se passent dans cet état de délire et de tourmens ; après quoi, l'exercice, la dissipation, la ramènent à la raison et à ses occupations ordinaires.

Quarante ans : Délaissée d'un nouvel amant, elle renouvelle ses vœux de chasteté, et passe son temps en prières. Un jour, étant à genoux, lisant l'Imitation de Jésus-Christ, un jeune homme entre dans sa chambre, lui dit qu'il est Jésus-Christ, qu'il vient la consoler, que si elle s'abandonne à lui, elle n'aura plus à redouter le diable ; elle succombe ; elle se croit pour la seconde fois au pouvoir du démon, elle ressent tous les tourmens de l'enfer et du désespoir ; envoyée à la Salpêtrière, elle y reste presque toujours couchée, gémissant nuit et jour, mangeant peu, se plaignant continuellement et racontant ses malheurs à tout le monde.

Quarante-six ans : 16 mars 1813 : Cette femme est transférée aux infirmeries des aliénées ; maigreur extrême, peau terreuse, face décolorée, convulsive, les yeux ternes fixes, haleine fétide, langue sèche, rude, parsemée de points blanchâtres ; refus des alimens, quoiqu'elle dise être tourmentée par la faim et la soif, insomnie, pouls petit, faible, tête pesante, très-brûlante à l'intérieur, extérieurement étreinte comme avec une corde ; constriction très-douloureuse de la gorge ; elle roule sans cesse la peau du col avec ses doigts, et la repousse derrière le sternum, assurant que le diable la tire, l'étrangle et l'empêche de rien avaler ; tension considérable des muscles de l'abdomen, qui lui-même est sensible par le toucher ; constipation ; sur le dos de la main droite et du pied gauche une tumeur scrophuleuse.

Le diable a placé une corde depuis le sternum jusqu'au pubis, ce qui l'empêche de rester debout ; le démon est dans son corps, qui la brûle, la pince, lui mord le cœur, déchire ses entrailles ; elle est entourée de flammes au milieu des feux de l'enfer qu'on ne voit pas ; personne ne peut croire à cela, mais ses maux sont inouis, affreux, éternels ; elle est damnée, le ciel ne peut avoir pitié d'elle.

Avril 1815 : Diminution des forces ; la malade ne voit pas les personnes qui l'approchent, le jour lui paraît une lueur, au milieu de laquelle errent des spectres et des démons qui lui reprochent sa conduite, la menacent et la maltraitent.

Elle repousse toute consolation, s'irrite si on persiste ; l'assistance des ministres de la religion est inutile ; les secours de la médecine sont rejetés ; sa maladie ne s'étant jamais vue, les hommes n'y peuvent rien ; il faudrait une puissance surnaturelle ; elle maudit le diable qui la brûle et la torture ; elle maudit Dieu qui l'a précipitée dans l'enfer.

Mai 1815 : Marasme, membres abdominaux rétractés sur l'abdomen, chute des forces, quoiqu'elle ne doive jamais mourir.

25 mai : Langue brune, chaleur âcre, respiration difficile, soif, pouls petit, concentré.

30 mai : Pieds enflés, frissons irréguliers, et cependant elle brûle ; gémissemens luctueux.

6 juin : Dévoiement séreux, pieds enflés, par momens pommettes colorées, langue noire, pouls très-petit, fréquent.

12 juin : Prostration, escarre du coccyx, même délire.

15 juin : Aphonie, respiration fréquente, pouls à peine sensible, mêmes gémissemens, même délire, même conviction de ne pas mourir.

22 juin : Mort à sept heures du soir : depuis deux jours elle ne pouvait exécuter aucun mouvement, et n'avalait plus rien.

24 juin : Autopsie cadavérique : marasme, pieds œdématiés, membres abdominaux rétractés, escarre au coccyx et au sacrum.

Crâne épais antérieurement, diploïque, injecté.

Repli falciforme de la dure-mère réticulé et déchiré antérieurement.

Sérosité à la base du crâne.

Quelques points d'ossification de la glande pinéale.

Cerveau et cervelet mous, substance grise du cerveau pâle.

Sérosité abondante dans les deux ventricules latéraux et dans le troisième ; plexus choroïdes décolorés avec plusieurs petits kystes séreux.

Adhérences très-étendues de l'extrémité postérieure des deux ventricules.

Poumons tuberculeux adhérens dans toute leur étendue avec les plèvres.

Un peu de sérosité dans le péricarde, avec lequel adhèrent l'oreillette droite et la pointe du cœur.

Épiploon atrophié et parsemé de petits points noirs, ainsi que tout le péritoine.

Tous les viscères abdominaux adhérant fortement entre eux, ne formaient qu'une masse d'un aspect brunâtre ; glandes mésentériques très-développées, quelques-unes grosses comme des noisettes, converties en adipocire.

Vésicule contenant peu de bile, rate se réduisant en bouillie couleur lie de vin; la membrane muqueuse des intestins ulcérée en plusieurs points, la muqueuse de la vessie rougeâtre.

Cette observation s'accompagne de trois dessins : le premier représente la face de cette femme, dessinée deux mois avant sa mort : l'inquiétude et la faiblesse la caractérisent ; le deuxième offre le profil commencé avant la mort et terminé sur le plâtre moulé, après la mort, sur la tête entière : ce profil est remarquable par l'aplatissement du front ; le troisième dessin présente les dimensions du crâne. Ces dessins, dont nous donnerons d'autres exemples dans les autres espèces d'aliénations mentales, appartiennent à une collection considérable de dessins que j'ai fait faire, d'après nature, sur les aliénés.

Avec le profil, j'ai fait dessiner la face de chacun, pendant la maladie, le dessin de la face après la guérison, pour déterminer la différence que les diverses aliénations apportent dans la physionomie ; si l'individu succombe, le dessin représente la tête entière d'après le plâtre moulé sur le mort ; enfin, un quatrième offre les dimensions des crânes. De cette réunion de dessins, pris sur le vivant, sur le plâtre et sur le crâne des aliénés, comparés avec l'histoire du délire, de la maladie à laquelle auront succombé les individus, et avec l'ouverture du corps, nous déduirons des corollaires sur les causes, les caractères, le diagnostic, le traitement des diverses espèces d'aliénations. Mais ce travail immense et dispendieux, entrepris depuis plusieurs années, demande encore du temps et de nouveaux sacrifices pour atteindre le but que je me suis proposé. Heureux s'il peut être de quelque intérêt, et ajouter quelque chose à la connaissance de l'homme intellectuel et moral !

Deuxième observation. M. , actuellement âgée de quarante-neuf ans, vivant à la campagne, fileuse de laine, avait souvent entendu faire des contes de sorciers. Quinze ans : menstrues spontanées. Trente-sept ans : au moment de se marier, elle reconnaît que son prétendu la trompe, elle ne veut plus l'écouter, et un an après elle se marie avec un autre. Celui qu'elle a délaissé, la menace de se venger, et l'envoie à tous les diables. Un homme de son village qui passe pour sorcier, donne son corps au diable, sans toutefois qu'elle s'en doute. A quarante ans, cessation des menstrues ; alors ses idées commencent à se déranger, mais d'une manière insensible aux étrangers ; céphalalgie. Quarante-deux ans : revenant d'une longue course, elle est fatiguée, se couche par terre pour se délasser ; peu après elle sent dans la tête un mouvement et un bruit semblables au bruit et au mouvement d'un rouet à filer ; elle s'effraye, néanmoins elle reprend son chemin, mais en route elle est enlevée de terre à plus de sept pieds de haut ; rendue chez elle, elle ne peut ni boire ni manger ; elle se rappelle de la menace qui lui a été faite, elle ne doute plus alors qu'elle ne soit ensorcelée. Beaucoup de remèdes lui sont prodigués, elle fait des prières, des neuvaines, des pélerinages, elle porte sur la peau une étole que lui a donnée un prêtre. Mais en vain ; le diable et ses tourmens ne la quittent plus : trois ans après elle est conduite à la Salpêtrière.

Maigreur, peau hâlée, terreuse, brûlante ; pouls faible, petit ; tête penchée ; face bouffie, front ridé ; les sourcils, par momens, se confondant avec les plis du front, se perdent dans les cheveux ; abdomen dur, volumineux, elle y porte toutours la main ; elle assure qu'elle a dans l'utérus le malin esprit, sous la forme d'un serpent, qui ne la quitte ni nuit ni jour, quoiqu'elle n'ait point les organes de la génération faits comme les femmes ; elle se plaint d'une forte construction de la gorge, elle éprouve le besoin de marcher, elle souffre davantage si elle en est empêchée : elle marche lentement, parlant à voix basse de son état qu'elle déplore ; elle se cache pour boire et manger, ainsi que pour uriner et aller à la selle, afin de mieux persuader qu'elle n'est pas un corps, mais une vision, une image. Le diable a emporté son corps, elle n'a point de figure humaine, il n'y a rien d'affreux comme paraître vivre sans être de ce monde ; elle brûle, son haleine égale le soufre ; elle ne mange ni ne boit parce que le diable n'a pas besoin de tout cela ; elle ne sent rien, on la mettrait dans le feu terrestre qu'elle ne brûlerait pas ; elle vivra des millions d'années, ce qui est sur la terre ne pouvant mourir : sans cela le désespoir l'eût portée à se détruire depuis longtemps.

Rien ne peut la désabuser : cette infortunée dit des injures aux personnes qui semblent douter de la vérité de ce qu'elle dit; elle appelle sorciers, démons, ceux qui la contrarient; si l'on insiste, elle s'irrite, ses yeux sortent de la tête, deviennent rouges, hagards; alors, voyez, dit-elle, cette belle figure, c'est-il celle d'une femme ou celle d'un diable; elle se frappe à grands coups de poing sur la poitrine; elle prétend être insensible; et pour le prouver, elle pince fortement sa peau, se frappe la poitrine à coups de sabot. Je l'ai pincée moi-même, je l'ai piquée avec une épingle; elle exprimait la douleur lorsqu'elle n'était pas prévenue.

D'ailleurs, cette femme est tranquille, n'est point méchante, elle parle raisonnablement sur tout autre objet, lorsqu'on peut la distraire de ses idées: sous prétexte de la délivrer du diable, de la désensorceler, elle a été magnétisée trois fois, et je n'ai pu observer aucun effet magnétique sur elle.

Troisième observation. H., âgée de cinquante-un ans, marchande foraine, n'ayant eu ses menstrues qu'à l'âge de vingt-quatre ans, sujette à la céphalalgie, aux coliques, est mère de trois enfans. Pendant sa dernière grossesse, à l'âge de trente-six ans, elle lisait l'Apocalypse et des livres de revenans et de sorciers; souvent elle était effrayée de ses lectures; sa couche fut laborieuse, et après elle eut plusieurs syncopes; elle croyait voir des flammes. Vers l'âge de trente-sept ans, elle emprunte de l'argent pour obliger un parent. Le créancier l'inquiète, la menace. Tourmentée par cette dette, et étant à se promener dans le jardin de sa maison, le diable lui apparaît, lui propose de signer un papier avec du sang tiré du petit doigt de la main gauche, et lui promet la somme d'argent qu'elle doit : après bien des débats, elle écrit la renonciation à Dieu, et son dévouement au diable; aussitôt la terre tremble sous ses pieds et autour d'elle, sa maison est entourée par un tourbillon qui l'ébranle et brise les toits. Dans cet instant le malin esprit disparaît, emportant son corps, et n'en laisse que le simulacre; tous ses voisins ont été effrayés de tous ces phénomènes. Son corps étant au diable, son image est tentée de se jeter dans l'eau, de s'étrangler; le diable l'excite à divers crimes; se sentant dévorée par les feux de l'enfer, elle s'est jetée dans une marre et brûle davantage depuis; elle n'a point de sang, elle est absolument insensible : je traversai la peau de son bras avec une épingle, sans qu'elle parût éprouver de la douleur. Elle restera éternellement sur la terre, jusqu'à ce que des hommes savans aient trouvé le moyen de contraindre le diable à rendre son corps créé. Tout ce qu'elle dit lui a été enseigné par le corps qui n'est plus et qui était sur terre.

Cette femme est très-maigre, sa peau très-noire, le chagrin et le désespoir sont tracés sur sa face qui est très-ridée;

elle se promène paisiblement en tricotant, elle évite ses compagnes; elle ne se croit point malade, et gémit sur son état misérable, que rien ne saurait changer. Elle est tranquille, supporte la contrariété, et a un grand désir de se guérir. En flattant cet espoir, elle a consenti à se faire magnétiser quatre fois, sans éprouver les moindres effets du magnétisme. Dans l'espérance que son portrait serait porté à M. l'archevêque, elle s'est très-bien posée pour se faire dessiner.

Tel est l'état de cette infortunée depuis douze ans; pendant onze ans elle a été fille de service, remplissant très-bien ses devoirs; il n'y a qu'un an que l'âge, la misère l'ont fait entrer à la Salpêtrière. *Voyez* la fig. 4.

Quatrième observation. L., âgée de cinquante-sept ans, blanchisseuse, très-dévote dès l'enfance. Quinze ans : première menstruation. Dix-sept ans : mariée ; mère de quinze enfans. Quarante-six ans : mort de son mari et d'un de ses enfans qui expire dans ses bras; anomalie de la menstruation. Vers le même temps, elle a des scrupules, s'accuse d'avoir fait de mauvaises communions, exagère ses exercices de religion, néglige ses occupations, passe son temps à l'église : insomnie, gémissemens, crainte de l'enfer. Cinquante-deux ans : cessation des menstrues; ses craintes se changent en terreurs religieuses, elle se croit au pouvoir du diable. Cinquante-quatre ans : fièvre, délire; elle se jette par la croisée, est envoyée à l'Hôtel-Dieu, d'où, après cinq mois, elle est transférée à la Salpêtrière.

Maigreur extrême, peau hâlée, terreuse; teint jaune, physionomie inquiète; tout son corps est dans une sorte de vacillation et de balancement continuels; elle marche toujours, cherchant à faire du mal, à frapper, à tuer.

Il y a un million d'années qu'elle est la femme du grand diable : elle s'entend avec lui, il couche avec elle, et ne cesse de lui dire qu'il est le père de ses enfans; elle a des douleurs utérines. Son corps est un grand sac fait de la peau du diable, et plein de crapauds, de serpens et d'autres bêtes immondes qui sont des diables ; elle n'a pas besoin de manger, et cependant elle mange beaucoup; tout ce qu'on lui donne est empoisonné ; elle serait morte depuis longtemps si elle n'était pas le diable; il y a plus de vingt ans qu'elle n'est pas allée à la selle.

Elle s'accuse de toutes sortes de crimes : elle a tué, volé; le diable lui répète sans cesse de tuer, d'étrangler même ses enfans; en une minute elle commet plus de crimes que tous les scélérats n'en commettent en cent ans ; aussi n'est-elle pas fâchée d'avoir le gilet de force; sans cette précaution elle serait dangereuse.

En se donnant au diable, elle a été contrainte de lui vouer

ses enfans ; mais en retour, elle a demandé au diable de faire tomber celui qui est en haut, de tuer Dieu et la Vierge. Quand elle communiait, elle prenait le bon Dieu de l'église pour s'en moquer, elle n'y croit plus, il ne faut plus y croire, il ne faut plus se confesser, le diable le défend.

Elle reste à l'écart, évite ses compagnes, craint de leur faire du mal, parle seule, voit partout le diable et souvent se dispute avec lui.

Cette infortunée nous présente l'exemple de la démonomanie compliquée de démence et de fureur. Les hallucinations les plus bizarres entretiennent son délire, et provoquent les actes de la fureur la plus aveugle.

Cinquième observation. S., âgée de quarante-huit ans, est dévorée par deux démons qui se sont établis dans ses deux hanches, et qui ressortent par ses oreilles. Les diables lui ont fait plusieurs marques sur le corps ; son cœur est tous les jours déplacé ; elle ne mourra jamais, quoique le diable lui dise d'aller se noyer. Elle a vu les deux diables qui la possèdent, l'un est jaune et blanc, l'autre est noir ; ce sont des chats. Elle jaet du tabac, du vin et surtout de la graisse sur sa tête et dans ses oreilles, pour conjurer le diable ; elle marche sans cesse nu-pieds, au soleil, à la pluie ; en marchant, elle ramasse tout ce qu'elle rencontre ; elle égare ses vêtemens ; elle mange beaucoup ; ses déjections sont involontaires ; elle ne dort point ; elle est sale ; elle est maigre, sa peau est très-noire. Elle n'a aucune suite même dans le système d'idées qui la préoccupent sans cesse ; elle articule les sons avec la plus grande difficulté. C'est bien là une démonomanie compliquée de démence et de paralysie.

On me reprochera d'avoir multiplié les faits : cependant, même en les abrégeant, ils m'ont paru offrir d'autant plus d'intérêt, que les trois premiers donnent l'exemple de la démonomanie simple, et les deux derniers donnent celui de cette maladie compliquée de démence, tantôt avec fureur, tantôt avec paralysie, et que tous les cinq présentent tous les traits qui caractérisent la possession du démon. Nous allons passer à l'analyse et à l'appréciation des symptômes de cette maladie comparée avec les signes de possession indiqués par la démonographie.

La démonomanie est quelquefois épidémique ; comme toutes les maladies nerveuses, elle se propage par une sorte de contagion morale et par la force de l'imitation.

En 1552 ou 54, il y eut à Rome une épidémie de possédés qui s'étendit à quatre-vingt-quatre individus ; un moine français les exorcisa en vain : les diables accusèrent les Juifs. La plupart des possédés étaient des femmes juives qui s'étaient fait baptiser. Vers le même temps, dans le monastère de Kern-drop en Allemagne, toutes les religieuses furent possédées ; les diables désignèrent la cuisinière du couvent, qui confessa être sorcière, et fut brûlée avec sa mère. Les villages voisins furent aussi infectés.

Les possédées de Loudun démontrent à l'évidence le pouvoir de l'imagination sur notre organisation. Cette épidémie ayant gagné quelques villes voisines, menaçait les Cévennes et tout le haut Languedoc, sans la prudente sagesse d'un évêque qui arrêta les progrès du mal, en le dépouillant de tout ce que l'imagination lui prêtait de merveilleux.

Les convulsionnaires de Saint-Médard méritent bien de figurer parmi les victimes des idées devenues régnantes, et de la contagion morale ; heureusement, c'est la dernière scène de ce genre qui ait affligé l'espèce humaine. *Voyez* CONVULSION-NAIRE.

Nous avons vu, ailleurs, que le délire prend ordinairement le caractère des idées dominantes dont il dépend ; aussi la démonomanie est plus fréquente lorsque les idées religieuses occupent tous les esprits, remplissent toutes les conversations, et sont le sujet de toutes les discussions particulières ou publiques, civiles ou politiques : c'est ce que prouvent l'histoire du christianisme, l'envahissement de la religion de Mahomet, l'établissement du luthéranisme et du calvinisme.

L'hérédité est signalée parmi les causes de la possession. L'aliénation mentale est une maladie éminemment héréditaire ; pourquoi la démonomanie ne le serait-elle point ? Faut-il s'étonner si les démonographes nous disent que de génération en génération, les membres d'une même famille étaient voués au diable, et étaient sorciers ?

Très-rarement voyait-on des possédés avant la puberté : quoiqu'un père et une mère eussent voué au diable leurs enfans avant ou peu après leur naissance, les enfans n'étaient initiés et admis au sabat qu'après la puberté ; avant cette époque de la vie, il n'y a ni manie, ni mélancolie. L'âge le plus favorable à la possession est de quarante à cinquante ans ; les vieillards y sont peu exposés : aussi, tous les auteurs observent que les vieillards ne sont pas plus propres à rendre des oracles qu'à la sorcellerie. L'imagination amortie ne se prête plus à ces misérables illusions. Les dénominations de *vieille sorcière* ne démentent point ce résultat de l'observation générale. C'est une injure justifiée par l'extérieur sec, maigre, ridé, décrépit, des démonomaniaques, qui, par les douleurs qu'elles éprouvent, et par les maux et les privations qu'elles souffrent, vieillissent extérieurement longtemps avant l'âge.

Les femmes sont plus exposées à cette maladie que les hommes. Pline assure que les femmes sont préférables pour la magie ; Quintilien partage cette opinion. Saül va consulter les sorcières ; ce sont des sorcières dont les livres juifs recommandent de se garantir : c'étaient des prêtresses, des pythonisses, des sybilles qui rendaient les oracles. Bodin prétend qu'on trouve tout au plus un sorcier contre cinquante sorcières. Paul Zacchias établit une différence bien plus grande encore. La femme est plus éminemment nerveuse, plus exposée à toutes les espèces d'aliénations ; elle est plus dépendante de son imagination, plus soumise aux effets de la crainte et de la frayeur, plus accessible aux idées religieuses, plus portée à la mélancolie. Arrivée au temps critique, délaissée du monde, passant de l'ennui à la tristesse, la femme tombe dans la monomanie, souvent dans la monomanie religieuse ; si l'hystérie s'en mêle, le combat des sens avec les principe religieux la précipitent dans la démonomanie lorsque la faiblesse de l'esprit, l'ignorance et les préjugés l'ont, pour ainsi dire, façonnée d'avance pour une semblable maladie.

Le tempérament mélancolique, comme le plus favorable à la production de la monomanie, est celui de la plupart des démonomaniaques. Une constitution nerveuse, une imagination facile à exalter, un caractère pusillanime, prédisposent essentiellement à cette espèce de monomanie.

Il serait difficile d'assigner les conditions de la vie les plus propres à favoriser le développement de cette maladie ; elle compte parmi ses victimes, des souverains, des législateurs, des philosophes, des savans, mais surtout des ignorans, des hommes dont l'enfance a été bercée avec des histoires de sorciers, de démons, de revenans, de l'enfer, et de tout ce qui peut tenir l'imagination inquiète, tourmentée et disposée aux plus bizarres impressions de la frayeur et de la crainte (Mallebranche). Une mauvaise éducation, le fanatisme religieux, la vie ascétique, de fausses idées sur la justice divine, la crainte exagérée du diable, de la damnation, de l'enfer, sont autant de causes plus ou moins éloignées de cette maladie ; de même la lecture des romans dispose à la mélancolie érotique ; de même la lecture des livres mystiques ou relatifs à la sorcellerie, dispose à la démonomanie.

Depuis longtemps, la démonomanie n'attaque que les esprits faibles, prévenus ou crédules. Dès le règne de Henri III, OErodius remarque que la sorcellerie n'est plus le partage que des ignorans et des paysans ; sur plus de six mille aliénés qui ont passé sous nos yeux, à peine en ai-je vu deux sur mille, frappés de cette funeste maladie : ce sont toujours des individus appartenant à la dernière classe de la société ;

jamais des hommes occupant un rang dans le monde par leur naissance, leur éducation et leur fortune ; aussi ne l'ai-je jamais rencontrée dans quatre cents malades auxquels j'ai donné des soins dans mon établissement particulier. Il y a bien encore quelques misérables fripons qui abusent de la simplicité et de l'ignorance des habitans de la campagne, en leur faisant croire qu'ils possèdent un pouvoir diabolique et qu'ils peuvent nouer l'aiguillette, rendre malades les enfans, jeter un sort sur les troupeaux. Quelques phénomènes mal observés fortifient la croyance de ces gens simples, timides et crédules, et le diable conserve quelques débris obscurs et dédaignés de son ancienne puissance, aux dépens de l'imagination, dont l'action méconnue, exerce un si grand empire sur l'homme. On trouve encore en Allemagne quelques traces de cette lepre de l'esprit humain, qui au reste est reléguée dans quelques cantons du nord de l'Europe, chez les Malaquais, les Siamois et autres peuples enveloppés des épaisses ténèbres de l'ignorance.

Les causes individuelles et prochaines de la démonomanie sont les mêmes que celles de la mélancolie ; mais cette espèce reconnait des causes que l'on peut appeler spécifiques ; elles sont physiques ou morales. Une vive commotion morale, une frayeur, la crainte d'avoir reçu un sort, un regard affecté ou menaçant, une prédication véhémente, la force de l'imitation suffisent pour faire éclater l'accès. Le veuvage, le temps critique, des frictions faites sur le corps, des suppositoires préparés avec certaines substances, des breuvages composés de substances enivrantes ou narcotiques ; telles sont les causes physiques de cette maladie. Gassendi raconte qu'un berger provençal se munissait d'un suppositoire de *stramonium* quand il allait se coucher ; à son réveil il racontait tout ce qu'il avait vu au sabat. Quelques sorciers, pour aller au sabat, frottent leur corps avec de la graisse, qui est préparée avec des substances irritantes ou narcotiques. Ces applications agissent de deux manières, 1°. sur l'imagination en l'excitant et la fixant sur les effets promis et désirés ; 2°. elles irritent secondairement le cerveau, provoquent des rêves qui sont toujours calqués sur nos idées, nos désirs ou nos craintes pendant la veille. Ce mode de fascination est bien ancien, puisque les Grecs appelaient φαρμακίδες, les sorcières et les magiciennes ; ils leur donnaient peut-être aussi ce nom parce que les plantes entraient dans les maléfices.

La possession n'a eu souvent pour cause que le regard d'un sorcier. L'influence d'un regard amoureux sur une jeune personne, les effets d'un regard colère menaçant sur un esprit prévenu ou timide, n'eussent-ils pas suffi pour rendre compte des suites de la fascination par le regard, sans avoir besoin de recourir à un pouvoir surnaturel et diabolique?

L'accès éclate ordinairement tout à coup; son invasion est brusque; sa durée est plus ou moins longue; sa guérison très-douteuse. La démonomanie se termine par la démence, la manie, les convulsions, ordinairement par la mort, précédée de marasme, de scorbut, de fièvre lente ou de convulsions.

Les démonomaniaques sont maigres, le teint est jaune, hâlé, la physionomie inquiète, le regard soupçonneux, les traits de la face crispés. Ils ne dorment point, mangent peu, souvent en cachette; ils sont constipés; ils marchent beaucoup. Ils aiment de rester seuls; ils ressentent des douleurs dans la tête, la poitrine, le bas-ventre, les membres, et accusent le diable; ils sentent un feu intérieur qui les dévore; ils croyent être entourés des feux de l'enfer, qu'eux seuls aperçoivent; ils se plaignent de leur sort en gémissant. Ils cherchent à faire du mal à ceux qui les entourent; ils sont sujets à mille hallucinations et quelquefois furieux.

Les possédés exhalent une odeur très-forte, qui décèle la présence du diable. Ce symptôme accompagne toutes les maladies nerveuses, ou bien parce que l'haleine est devenue fétide, ou bien parce que la transpiration a acquis une odeur très-exaltée par la malpropreté ou l'altération des fluides. La fétidité de l'haleine n'annonce-t-elle pas un état imminent de convulsion, un accès de mélancolie, de manie, d'hystérie?

Les femmes éprouvent mille accidens hystériques; lorsqu'elles sont tombées en extase ou pendant le sommeil, elles se croyent transportées au sabat, ou témoins des plus bizarres extravagances; elles ont des communications intimes avec le diable ou ses suppôts, après lesquelles la détente amenant la fin de l'accès, elles se retrouvent dans le même lieu d'où elles croyaient être parties : qui ne voit là un accès d'hystérie arrivé à sa dernière période?

Dans les obscénités du sabat, que nous nous garderons bien de décrire, qui ne reconnaît l'exposition de toutes les turpitudes d'une imagination salie par tout ce que la débauche a de plus vil, de plus obscène, de plus barbare; qui ne reconnaît la description des rêves les plus extravagans, les plus honteux qu'ait jamais enfantés l'imagination des hommes?

Les extases sont fréquentes dans les affections nerveuses; elles prennent un caractère sublime et contemplatif, si pendant la veille l'ame élève ses méditations sur les grandeurs de la divinité; elles sont érotiques, si le cœur et l'esprit se nourrissent d'amour; elles sont obscènes, si, pendant la veille, on s'est livré à des idées lascives, si l'utérus excité, irrité donne lieu à des illusions, à des réalités qui sont prises pour des pratiques diaboliques : c'est ce que prouvent nos observations ; elles justifient ce que Martin Del-Rio a écrit d'Angèle de Soligny. Cette femme n'offre-t-elle point tous les traits de la nymphomanie portée au plus haut degré, et combattue par les principes religieux, après avoir été provoquée par le veuvage et la vie contemplative ?

Dans la description du sabat, sont réunies toutes les circonstances propres à exciter l'imagination et toutes les preuves de l'influence religieuse. Les assemblées se font pendant la nuit qui, de tous les temps, fut consacrée aux mystères ; la nuit est plus favorable aux illusions de la frayeur ; elle préside aux songes. Une île abandonnée, une roche escarpée, une caverne entourée d'une antique forêt, un vieux château abandonné, un cimetière, etc., tels furent les lieux des rendez-vous. L'adoration du bouc remonte aux temps les plus reculés ; elle appartient à une antique pratique religieuse des Égyptiens qui rendirent, dans Mendès, un culte infâme au bouc Hazazel. Les anciens joignaient aux prières, aux invocations, la préparation de quelques plantes, l'immolation de quelques animaux dévoués aux puissances infernales ; des enfans étaient sacrifiés. Depuis le christianisme, la sorcellerie s'empara des idées de spiritualité qui prévalurent ; elle emprunta, au culte des chrétiens, les croix, les prières, les hosties, et profana ces objets sacrés de la manière la plus dégoûtante pour mieux venger le diable de sa défaite. Les sorciers d'Irlande récitent toujours l'*Ave Maria* dans leurs pratiques. En Livonie, le grand talisman contre la sorcellerie consiste dans les paroles suivantes : *Deux yeux t'ont regardé ; puissent trois autres jeter un regard favorable sur toi, au nom du Père, du Fils et du Saint-Esprit.*

Comme tous les mélancoliques, les démonomaniaques ont des illusions de sensations ; les uns croyent être le diable, les autres se persuadent avoir le diable dans le corps, qui les pince, les mord, les déchire, les brûle ; quelques-uns l'entendent parler, sa voix part de l'estomac, du ventre, de l'utérus ; ils conversent avec lui ; il leur conseille des crimes, des meurtres, des incendies ; il les provoque aux obscénités les plus ordurières, aux blasphèmes les plus impies ; il les menace, les frappe s'ils n'obéissent à son ordre. Plusieurs possédés, retenus en prison, assuraient que le diable était venu les y trouver. Tous les jours les maniaques, les mélancoliques causent, se disputent avec des êtres fantastiques qu'ils se persuadent être à côté d'eux. Il en est de même des illusions de la vue et du toucher. Les uns, pour se rendre au sabat, ont un balai entre les jambes ; les autres sont montés sur un bouc, un âne, un chien, etc. Ceux-ci ont besoin de se graisser le corps avec un onguent ; ceux-là n'ont besoin que de leur imagination : tous sans passer par la cheminée, sans sortir même du lieu où ils se trouvent, ont vu le diable, tantôt sous la forme d'un bouc, d'un satyre, d'un chat noir, tantôt sous celle d'un homme blanc comme se le peignent les Japonnais. Quelques femmes, plus hystériques, l'ont vu sous la forme d'un jeune homme, beau, bien fait. Nul doute que des libertins, abusant de cette faiblesse, n'ayent emprunté au diable sa forme et sa puissance. J'ai donné des soins à un maniaque qui, tous les soirs, croyait coucher avec ses maîtresses, et causait avec elles, prenant différentes voix avec chacune d'elles suivant le caractère et l'humeur de chacune. Il est beaucoup de mélancoliques érotiques qui sont convaincues avoir eu des rapports intimes avec des hommes à qui elles ont à peine adressé la parole, mais dont leur tête s'est éprise. *Voyez* INCUBES, SUCCUBES.

Le marmotement continuel de quelques possédés faisait croire qu'ils parlaient avec le diable de manière à n'être point entendus. On retrouve ce symptôme chez un très-grand nombre de mélancoliques, surtout chez ceux qui sont tombés dans la démence.

Les possédés, comme tous les mélancoliques, obsédés par leurs idées, négligent leurs parens, leurs amis, leurs intérêts; ils sont tous misérables et dans l'infortune; jamais ils n'ont enrichi leur famille; ils ne le peuvent pas plus qu'ils ne pouvaient se délivrer des mains des juges qui allaient les brûler. C'est que l'imprévoyance, l'incapacité pour toute sorte de soins sont des caractères, non seulement de la mélancolie, mais encore de la plupart des passions qui ont tant de rapport avec elle.

Les possédés étaient très-entêtés dans leur croyance, rarement trahissaient-ils leur adhérens. Malgré les plus grands supplices, malgré la question la plus barbare, la plupart restaient attachés à leurs idées, et refusaient obstinément de renoncer au pacte. Le démon leur donnait cette force et cette opiniâtreté; ils étaient abandonnés de Dieu, qui déteste leurs abominations. Cet entêtement appartient à la mélancolie; le raisonnement, les privations, la douleur, rien ne peut convaincre le mélancolique; plus on fait d'efforts pour le persuader, plus il résiste, plus il se raidit. La défiance, la crainte, l'amour-propre fortifient sa conviction; les supplices ne font que l'accroître. J'ai donné des soins à un jeune homme, qui, trompé par un sentiment d'honneur exagéré, refusait toute nourriture. Après avoir épuisé tous les moyens connus, on appliqua, avec grand appareil, des fers rouges sur diverses parties du corps, sans pouvoir vaincre son refus. Une surprise réussit mieux. Que ne peut supporter l'homme lorsque son imagination est fortement exaltée : les enfans de Sparte déchirés de coups de fouets, sur l'autel de Diane, expiraient sans proférer une plainte ; un enfant de Lacédémone, ayant dérobé un renard, le cacha sous sa tunique, et se laissa déchirer le ventre avec les dents et les ongles de cet animal, et mourut sans se plaindre, crainte d'être découvert. Jusqu'où peut aller l'insensibilité physique dans les convulsions ? *Voyez* CONVUL-SIONNAIRE.

Les supplices inventés par la barbarie la plus rafinée ne pouvaient arracher des larmes aux possédés mis à la question ; le démon en tarissait la source. Presque tous les mélancoliques tristes sentent le besoin de pleurer, et ne peuvent verser une larme, quelqu'effort qu'ils fassent.

Le sommeil, dans lequel tombaient quelques individus soumis à la question, était la preuve la plus forte de la possession. On ne savait point alors que l'excès de la douleur provoque un sommeil insurmontable.

Il est des auteurs qui osent proposer de lier les membres des possédés avant de les jeter dans l'eau ; s'ils surnagent, ils sont possédés. Mais des observateurs rapportent que quelques hystériques ne peuvent s'enfoncer dans l'eau, et qu'ils surnagent lorsqu'on les y plonge.

Les fauteurs du supplice des possédés recommandent d'interroger ces infortunés aussitôt qu'ils sont arrêtés, parce que, dès qu'ils sont pris, ils se sentent délaissés par le diable, et confessent tout alors ; tandis que si on leur laisse le temps de se reconnaître, le diable revient et leur donne ses instructions (Del-Rio, Bodin, de l'Ancre). Qui peut méconnaître ici les effets d'une impression vive et forte, qui suspend toujours le délire pour quelques instans, lequel reprend tout son pouvoir dès que le premier effet de cette commotion morale a cessé ? Sur ce phénomène repose le plus important précepte thérapeutique pour le traitement des aliénés, particulièrement pour celui des mélancoliques chez lesquels, dit Lorry, *spasmus spasmo solvitur.*

Quelques possédés ne pouvant supporter les maux qu'ils éprouvent, ni résister aux sollicitations de tous genres que leur fait le diable, poursuivis par les remords des crimes qu'ils ont commis ou dont ils s'accusent, tourmentés par leurs idées, torturés de mille manières, sollicitaient la mort, priaient de hâter l'instant du supplice, menaçaient de se tuer, marchaient gaiment au bûcher. Ce symptôme n'est-il pas commun à beaucoup de mélancoliques, qui préfèrent mille fois la mort aux inquiétudes, aux angoisses qui les tourmentent, à la douleur morale qui les accable ; douleur plus intolérable que toutes les douleurs physiques imaginables ? D'autres au contraire, persuadés qu'ils ne pouvaient mourir, le diable leur en avait donné l'assurance, allaient au supplice avec calme et tranquillité, quelquefois avec dédain. Cette sécurité, dépendante d'une fausse illusion, d'un espoir mensonger, était prise po r une preuve incontestable de la présence du démon. J'ai vu des mélancoliques, bien convaincus qu'ils ne pouvaient mourir, qui me demandaient ce qu'ils deviendraient quand ils seraient seuls sur la terre, lorsque tout le monde serait mort.

Les convulsions, dans tous les temps, affligèrent l'homme, parce qu'elles dépendent autant de l'organisme que de l'imagination ; elles compliquent toutes les aliénations mentales. Les prêtresses, les sybilles, les pythonisses entraient en convulsions lorsque l'esprit prophétique s'emparait d'elles. Les possédés étaient pris de convulsions lorsque le délire était très-intense, quelques-uns devenaient maniaques, *enragés*, et mouraient. Cette terminaison, fréquente dans les maladies nerveuses, était regardée comme le dernier effort du diable, contraint de quitter le corps du possédé, elle aidait à tromper la multitude ; les fripons en abusaient pour mieux tromper les ignorans. En lisant les histoires rapportées par les démonographes ou conservées dans les procès faits aux possédés, on acquiert la conviction que ces convulsions, ces contorsions, ces grandes contractions musculaires, données comme des efforts du diable, ne sont autre chose que des symptômes nerveux auxquels sont exposés les hystériques, les hypocondriaques, les épileptiques, qui ne se croyent point agités du malin esprit. Ces convulsions n'en imposèrent point à Pigrai (*Chir.* liv. VII) lorsqu'il fut chargé de prononcer sur quatorze infortunés condamnés au feu ; il décida qu'il fallait leur donner de l'ellébore ; elles ne trompèrent point les hommes instruits qui les virent à Saint-Médard, ni le magistrat qui les fit cesser à sa volonté, malgré le murmure de quelques intrigans qui voulaient abuser plus longtemps de la crédulité publique.

De tout ce qui précède, nous concluons 1°. que la démonomanie est une variété de la mélancolie religieuse ; 2°. qu'elle reconnaît, pour cause éloignée, l'ignorance, la faiblesse et la pusillanimité de l'esprit humain ; 3°. que l'inquiétude, la crainte, l'effroi la provoquent ; 4°. que le délire, les déterminations et les actions des démonomaniaques ont pour principe de fausses idées religieuses ; 5°. et que cette maladie est devenue plus rare depuis que les idées religieuses ont perdu de leur influence, et qu'une éducation meilleure et une instruction plus générale ont éclairé plus uniformément toutes les classes de la société.

On doit rapprocher de la démonomanie, comme une de

ses variétés, cet état dans lequel les aliénés, frappés des terreurs de l'enfer, croyent être damnés ; ils sont craintifs, superstitieux, s'imaginant avoir commis de grands crimes, dont ils ne peuvent éviter le châtiment ; ils sont désespérés ; ils ne sont pas comme les démonomaniaques actuellement au pouvoir du diable, mais ils redoutent la damnation, et sont convaincus qu'ils iront bientôt dans l'enfer. Ils s'imposent des mortifications plus ou moins outrées, plus ou moins bizarres pour prévenir leur destinée. L'histoire de toutes les religions présente des hommes, qui, effrayés de l'avenir, soumettent leurs corps et leur esprit aux tortures les plus cruelles et les plus inconcevables.

Cette variété fournit la preuve la plus remarquable de l'opposition qui existe quelquefois entre les idées et les déterminations. L'impulsion au suicide est très à redouter dans ces individus, qui craignent la damnation et l'enfer. Sauvages, *Nosol.* ; Forestus, *Observat.*, lib. XXIV ; Pinel, *Traité de la manie*, en rapportent plusieurs exemples. Ce n'est ni le spleen, ni le dégoût de la vie qui les poussent au suicide, c'est la frayeur. Quel est ce délire qui fait que l'homme se précipite au devant du mal qu'il redoute le plus ? Comment, disais-je à un jeune homme, vous craignez d'être damné, et vous voulez, en vous tuant, hâter le moment du supplice éternel dont la crainte fait votre désespoir. Ce simple raisonnement ne pouvait entrer dans sa tête.

La peur est un sentiment qui se surmonte par un sentiment plus fort. Les individus, qui craignent d'être damnés, sont horriblement tourmentés. Uniquement occupés de leurs souffrances, ils ne sont affectés que de leurs tourmens actuels ; l'imagination leur peint cet état d'angoisse comme le plus grand des maux, comme plus grand que la mort même. Les maux qu'ils redoutent, mais qu'ils ignorent, font nécessairement moins d'impression sur eux que les maux qu'ils endurent ; les maux à venir peuvent n'être que des chimères, les maux actuels sont des réalités ; l'intolérable position où ils sont est affreuse, il faut la changer ; n'ayant pas assez de force pour souffrir, comment en auraient-ils pour espérer ? c'est là tout le désespoir. Il faut changer de situation à quelque prix que ce soit ; le plus sûr est de cesser de vivre, la résolution est prise, l'avenir, les supplices de l'enfer s'évanouissent ; le délire et le désespoir conduisent le fer du malheureux qui se tue.

De tous les aliénés, les mélancoliques sont les plus atroces : non-seulement ces infortunés attentent à leur existence, mais ils dirigent leurs coups sur leurs amis, leurs parens, leurs enfans. Un malheureux sort d'un sermon, se croit damné, rentre chez lui et tue ses enfans pour leur épargner le même sort (Pinel)

Une jeune femme éprouve quelques contrariétés domestiques : elle se persuade qu'elle est damnée ; pendant plus de six mois elle est tourmentée du désir de terminer l'existence de ses enfans, pour les préserver des peines de l'autre vie.

Un caractère pusillanime, l'exagération religieuse, le temps critique, la masturbation, les revers de fortune, sont les causes les plus fréquentes de cette variété, qui n'est pas aussi rare que la précédente, et qui n'épargne pas comme elle les premières classes de la société.

Elle n'est point incurable, mais lorsque ces infortunés, obéissant à leur aveugle fureur, ont exécuté leur horrible dessein sur leurs semblables, ils ne guérissent point ; c'est du moins ce que j'ai observé plusieurs fois. On conçoit que le retour de la raison, ramenant de trop justes regrets, provoque la douleur morale, le désespoir, et jette dans les mêmes inquiétudes, les mêmes tourmens et le même délire.

Le traitement de la démonomanie est le même que celui de la monomanie ou mélancolie. Le traitement pharmaceutique, ainsi que le régime, dépendent de la connaissance des causes matérielles. Pour ne pas nous répéter, nous renvoyons aux articles *monomanie*, *mélancolie*. Albrecht rapporte qu'il a guéri un homme robuste, qui depuis quelques années passait pour possédé, en lui faisant prendre du vin émétique de quatorze en quatorze jours : à la quatrième prise son malade fut guéri. (*Décad. phil.*, ann. VI, IV).

Les moyens moraux ne diffèrent pas de ceux qui conviennent à la mélancolie ou monomanie. L'assistance des ministres de la religion a rarement été suivie de succès, surtout d'un succès durable. Une dame se croyait damnée, elle eut recours à plusieurs prêtres ; un prélat aussi respectable par son âge que par ses vertus, se rendit chez elle avec ses ornemens pontificaux, la confessa, lui prodigua les consolations religieuses ; la malade recouvra pour quelques heures une raison parfaite ; le lendemain elle retomba dans un état pire. Cependant je ne pense pas qu'un tel secours doive être négligé ; les consolations de la religion, la présence, les encouragemens d'un ministre des autels, peuvent, en réveillant quelque confiance dans le malade, le mettre sur la voie de la guérison. On en trouve plusieurs exemples dans les auteurs. Zacutus raconte qu'il rendit la santé à un démonomaniaque, en introduisant dans sa chambre et pendant la nuit un individu sous la forme d'un ange, qui annonça au malade que Dieu lui avait pardonné : ce stratagème réussit. On peut en imaginer de semblables, si la maladie n'est pas ancienne ; si elle n'est pas entretenue par une cause organique, si elle n'est pas compliquée de paralysie, de scorbut, on obtiendra du succès. Reil, dans ses Rapsodies, indique un

grand nombre de moyens analogues ; ils se réduisent tous à ce
principe général : frapper vivement l'imagination des aliénés,
pour la subjuguer et s'emparer de leur confiance et de leur
esprit ; ou combattre l'imagination par l'imagination. Il faut pour
cela un esprit observateur, une grande habitude de manier les
passions des hommes, la connaissance approfondie de l'aliénation mentale et de toutes ses variétés.

DÉMONOMANIE.

EXPLICATION DE LA PLANCHE I.

La figure de la première planche représente la femme qui fait le sujet de la première observation : article *démonomanie*; elle a été dessinée trois mois avant sa mort; le front très-rétréci vers les tempes, fuit en arrière, et se perd sous les cheveux. La physionomie exprime la douleur physique, la fixité des idées, et le désespoir concentré.

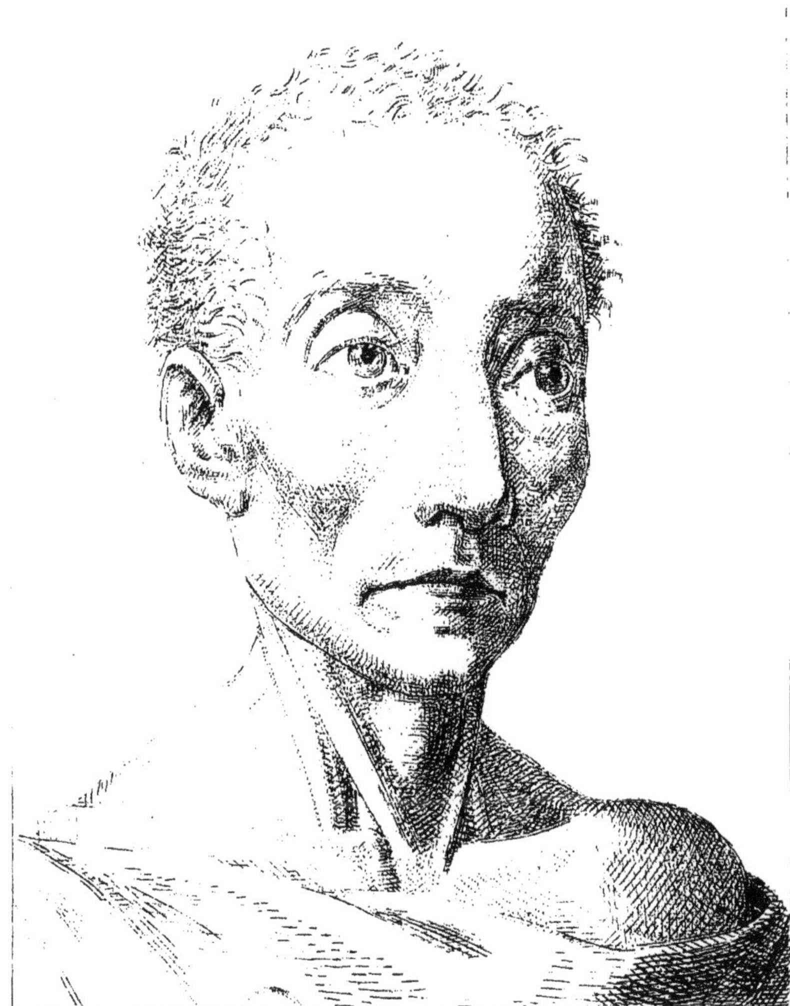

Gabriel del.
E. Linger Sculp!

DÉMONOMANIE.

EXPLICATION DE LA PLANCHE II.

Cette figure représente le profil de la même femme, dessiné d'après le plâtre coulé après la mort. L'aplatissement excessif du coronal donne à ce profil un caractère qui a été signalé pour être celui de l'idiotisme. Il ressemble beaucoup à l'idiot fig. 2, planche 1, du Traité de la manie, de M. Pinel, deuxième édition.

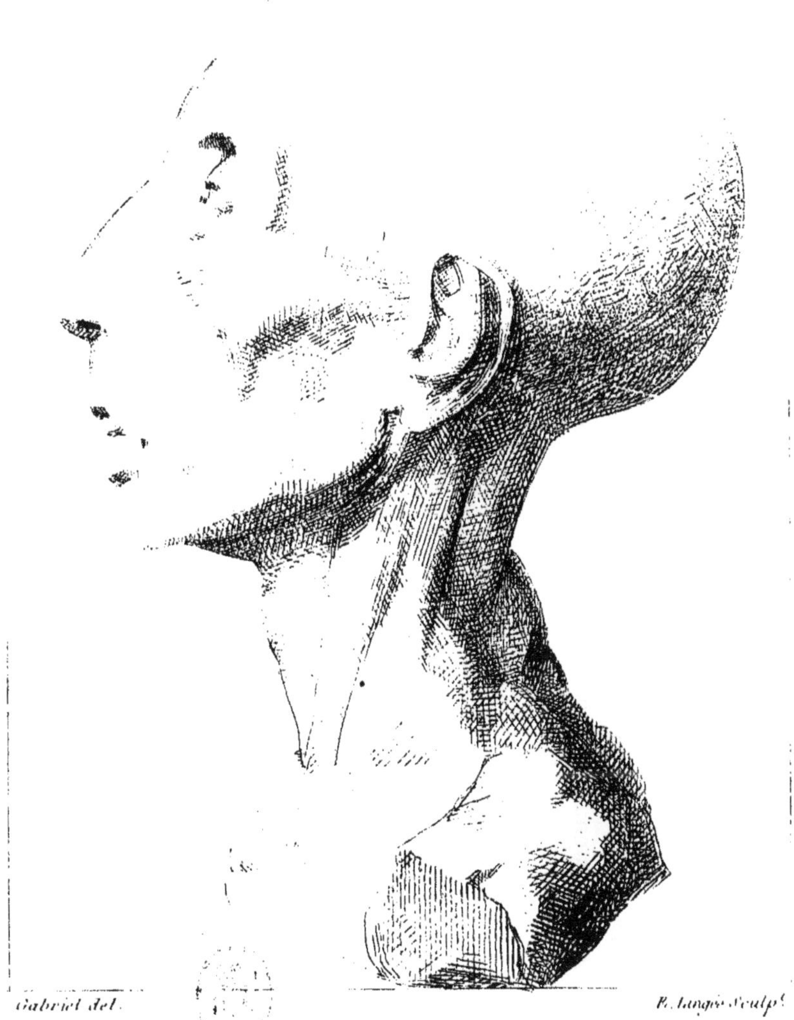

Gabriel del.   E. Langlois Sculp.

DÉMONOMANIE.

EXPLICATION DE LA PLANCHE III.

La troisième figure représente le crâne de la même démonomaniaque, inscrit dans un parallélogramme. J'ai pris pour base une ligne droite AB qui, de l'articulation du coronal avec les os propres du nez, passant par le bord inférieur du trou auditif, se termine en A, à une ligne AC tangente à l'occipital. Je trace une seconde ligne CD parallèle à la première AB, tangente au point le plus élevé du crâne, qui de la perpendiculaire CA, se termine à une perpendiculaire DB, élevée de l'articulation du coronal avec les os propres du nez; enfin de la ligne épicranienne, j'abaisse une perpendiculaire EF sur le trou auditif. Ces cinq lignes inscrivent le crâne, le divisent en parties antérieure et postérieure, donnent la hauteur du crâne, la mesure du diamètre antéro-postérieur; avec des lignes obliques, elles servent à mesurer l'inclinaison du coronal et celle de l'occipital.

Dans les articles *idiotisme*, *imbécilité*, j'indiquerai l'usage de ces parallélogrammes qui inscrivent et divisent le crâne, en faisant l'application de mes recherches, sur un grand nombre de crânes d'idiots, de maniaques, comparés les uns aux autres, et avec l'état des facultés intellectuelles et morales des individus auxquels ils appartenaient. Nous rapprocherons ces résultats de ceux de Camper, de M. Pinel et autres.

D
E
C
B
F
A

DÉMONOMANIE.

EXPLICATION DE LA PLANCHE IV.

La figure de cette planche appartient au sujet de la troisième observation de l'article *démonomanie*. Quelle différence sous tous les rapports, avec celle de la première planche! Le regard est inquiet; le sourire sardonique est sur les lèvres; le front est haut, large; l'angle facial est grand; les rides sillonnent en tout sens cette figure, et lui impriment les traits de la décrépitude, quoique cette femme n'ait pas 52 ans.

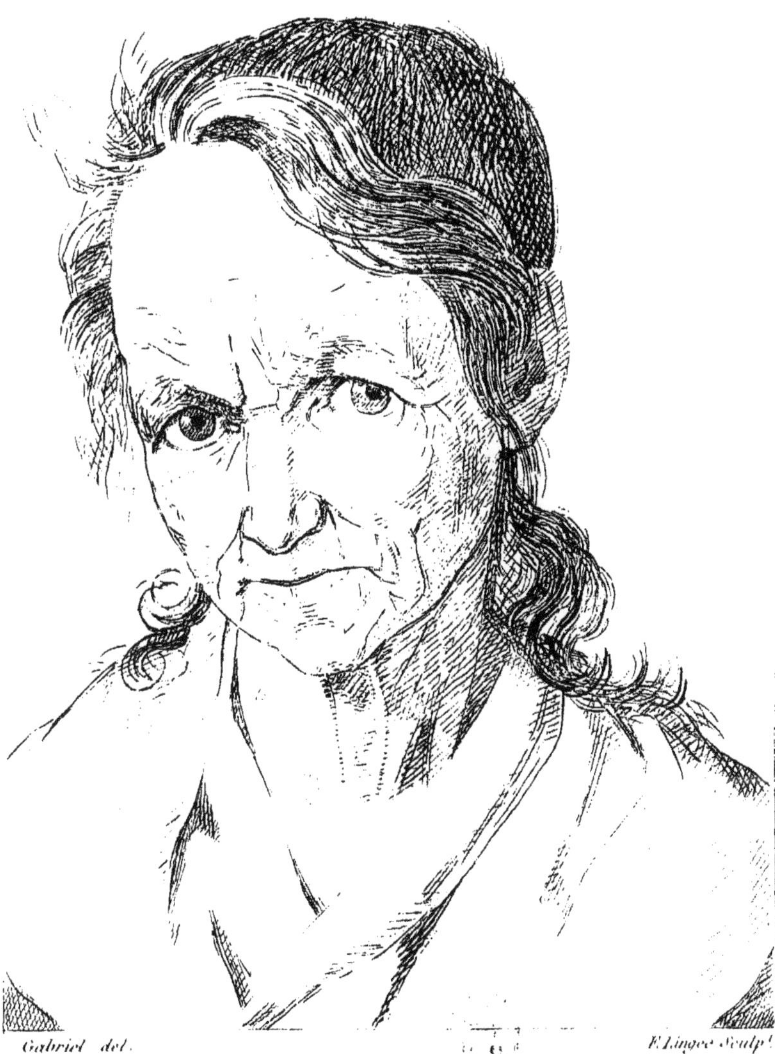

Gabriel del.
F. Lingée Sculp.